김지현 교수가 알려주는
아토피와 알레르기의
모든 것

김지현 교수가 알려주는

아토피와 알레르기의 모든 것

식품관리부터
약물치료까지

아이의 건강한
피부를 위한
부모 가이드

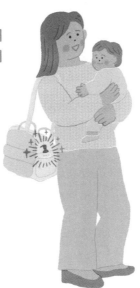

김지현 지음

수오서재

아토피, 끝이 있는 싸움입니다

"그동안 힘드셨죠?"

이 한 마디에 눈물을 흘리는 엄마들을 자주 만납니다. 가뜩이나 힘든 육아에 아이의 아토피까지 더해지면 엄마의 괴로움은 더 커지고 어떤 것으로도 위로가 되지 않습니다. 초음파에서 콩닥콩닥 아기 심장을 확인했을 때의 설렘은 어디로 간 걸까요? 환자와 엄마들의 힘든 모습을 보면서 제 마음도 갈가리 찢어집니다. 아이의 피부가 빨갛고 거칠어질수록 엄마는 모든 일이 다 자신의 탓인 것 같지요.

만일 아이의 병에 대해서 엄마가 죄책감을 가져야 한다면 저 역시 빠질 수 없습니다. 어느 날 확장성 심근병증 아기가 응급실로 실려 왔습니다. 하필 그때 소아청소년과 의사는 저 혼자였고, 제가 임신 28주라는 사실을 그만 잊어버리고 말았습니다. 심폐소생술을 하며 중환자실까지 따라가 몇 시간을 매달렸습니다. 안타깝게도 아기는 별이 되어 떠났고, 이날 밤 저에게 조산 진통이 시작되었습니다. 입원과 퇴원을 반복하다가 응급 상황으로 아기가 일찍 세상에 나왔습니다. 아기는 미숙아 합병증으로 폐도 나쁘고 뇌출혈도 생겼습니다. 인공호흡기를 달고 있는 아이의 모습을 보면서 저는 며칠 동안 먹는 일도 잊고 울기만 했습니다. 세상에 일찍 나온 아이는 눈맞춤이 안 되었고, 저를 보고 웃지도 않았습니다. 앉는 것도, 걷는 것도, 말도 늦었지요.

힘들게 태어난 아이의 얼굴은 백일 즈음부터 거칠고 붉어졌습니다. 피부는 점점 빨개졌지만 아토피피부염이라고 믿고 싶지 않았습니다. 여러 교수님으로부터 "아토피피부염"이라는 병명을 듣고 나서야 현실을 받아들였습니다. 힘든 상황에 고민 끝에 가졌던 둘째 아이 역시 아토피피부염을 앓았습니다. 초등학교를 졸업할 때까지 겨울이면 거친 피부가 속을 썩였습니다. 저와 남편은 둘 다 알레르기가 없는데도 말입니다. 아토피는 알레르기가 없는 부모에게도 얼마든지 일어날 수 있는 일이지요. 죄책감을 가질 필요가 없는 이유이기도 합니다.

밤마다 살을 긁어대는 아이의 모습은 온 가족의 불행으로 이어집니다. 이불이 핏자국으로 뒤덮이는 날도 있습니다. 하지만 아토피가 아니어도 육아가 어렵지 않은 부모는 없습니다. 한 번도 아프지 않고 크는 아이는 없으니까요. 다른 집 아이들도 모두 아프면서 자라지만, 우리가 모를 뿐입니다. 아토피가 해결되고 알레르기가 사라져도 새로운 문제가 항상 우리를 기다립니다. 부모 마음이 씩씩하고 불행하지 않아야 이 특별한 아이를 잘 키울 수 있습니다. 그래야 다른 장애물을 만나도 넘을 수 있는 힘이 생깁니다.

제가 소아청소년과 의사의 길을 선택한 가장 큰 이유는 큐어^{cure}(질병의 완전한 치료)와 케어^{care}(질병을 앓는 동안 환자를 지지하고 돌보는 것)가 함께 필요한 특별한 분야라는 생각 때문이었습니다. 아토피와 알레르기는 특히 오랜 기간 케어가 중요하고, 이 과정을 통해 큐어라는 목표를 달성할 수 있습니다.

이 책이 가족의 마음을 어루만지며 치료를 위한 길을 비추어주는 등대가 되기를 바랍니다. 짧고 빡빡한 시간으로 100% 만족할 수 없는 진료에 항상 죄송한 마음입니다. 그래서 진료실에서 만나 저를 의지하는 엄마 아빠들에게 하고 싶은 모든 이야기를 담고자 했습니다. MZ 세대 부모의 과학적인 사고에 부합하도록 최근까지의 연구 결과도 함께 소개합니다. 또 우리 아이들의 미래가 얼마나 밝고 아름다운지 그동안 만나온 소중한 환자들의 이야기도 담았습니다. 물론 환자들의 이름은 모두 가명임을 미리 밝힙니다.

이 책은 크게 네 개의 장으로 구성되어 있습니다.

① 아토피 클리닉의 비밀 창고

아토피피부염은 무엇이고, 어떻게 진단하고 관리하는지 정리하였습니다. 약의 종류와 사용법도 함께 담았습니다.

② 무엇을 어떻게 먹일까

식품알레르기를 어떻게 진단하고 치료하는지 소개합니다. 알레르기 검사는 무엇인지, 어떻게 해석하는지, 알레르기를 예방하는 방법은 무엇인지 알 수 있습니다. 알레르기만 있거나 두드러기가 생기는 아이들에게도 도움이 될 것입니다.

③ 씩씩한 부모가 아토피를 이긴다

아토피나 알레르기가 있는 아이를 키우면 부모는 지치고 우울의 나락에 빠집니다. 긴 싸움에서 씩씩하게 기운을 내도록 손을 잡고 등을 토닥이며 하고 싶었던 얘기들입니다. 긍정의 에너지를 소진한 부모님에게 가장 도움이 되는 곳이길 바랍니다.

④ 예민한 내 아이를 위한 이유식

많은 아기들이 돌 전에 아토피피부염과 식품알레르기 증상을 보이기 시작합니다. 이유식을 진행하면서 걱정과 골칫거리가 넘쳐나지요. 아토피피부염이 있거나 알레르기가 걱정되는 아기들의 이유식 원칙과 이유식 고민에 대한 해답을 담은 부록과 같은 장입니다. 아이가 이미 돌이 지났다면 과감히 덮어도 됩니다.

책을 다 읽었을 때 마음이 편안해지고 병을 잘 극복하려는 의지가 생긴다면 더 바랄 것이 없겠습니다. 그래서 다음 임신이 두렵지 않은 부모님들을 많이 만나고 싶습니다. 이 책을 통해 가족의 걱정이 조금은 덜어지기를, 그리고 언제나 의지할 수 있는 큰언니 같은 의사가 되기를 소망하는 제 마음이 전해지기를 바랍니다.

차례

4   예민한 내 아이를 위한 이유식

1

아토피 클리닉의 비밀 창고

아토피와 알레르기의 차이

"아이 피부에 알레르기가 생겼는데, 이유가 뭔가요?", "이 사진 좀 봐주세요. 아토피인가요, 알레르기인가요?"

진료실에서 흔히 듣는 질문이다. 하지만 피부에 무언가 났다고 해서 모두 알레르기는 아니다. 피부 증상만으로 아토피인지, 알레르기인지 알 수 없는 경우 역시 많다. 왜일까?

'아토피피부염atopic dermatitis'은 피부가 빨개지고 건조해지면서 가려운 염증 질환이다. 태열이나 습진이라고 부르기도 한다. 하지만 아토피가 아니면 알레르기, 알레르기가 아니면 아토피, 이렇게 얘기할 수 없다. 아래 그림은 아토피피부염과 알레르기의 관계를 잘못 나타낸 것이다.

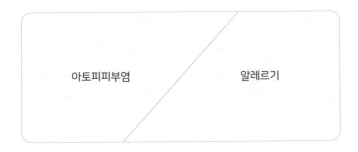

피부에 생긴 발진은 아토피피부염일 수도 있고, 땀띠일 수도 있고, 감염일 수도 있다. 아토피피부염과 알레르기의 관계는 아래 그림과 같다. 그림에서 보듯이, 아토피피부염이 있어도 알레르기는 없을 수 있다. 알레르기가 아토피피부염 증상으로 나올 수도 있고, 두드러기로 나올 수도 있다. 내 아이가 어디에 해당하는지는 시간관계도 꼼꼼히 확인하고 검사까지 해보아야 알 수 있는 경우가 많다.

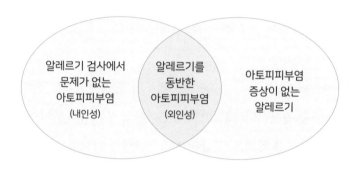

거칠고 붉은 발진이 여러 차례 생기거나 오래 간다면 아토피피부염일 가능성이 높다. 목이나 팔, 다리 접히는 부위에 자꾸 생긴다면 더 그렇다. 두드러기가 났다면 식품알레르기일 가능성이 높다. 하지만 항상 그런 것은 아니다. 그래서 부모들은 항상 초조하고 헷갈린다. 보호자의 입장에서 가장 궁금한 내용을 OX 퀴즈로 정리해보았다.

① 아토피는 "아토피피부염"의 줄임말이다. ✕

원래 아토피란 우리 몸의 알레르기 상태를 나타내는 말이다. 의학에서는 알레르기 검사에서 양성이 나왔을 때를 진짜 '아토피atopy'가 있다고 얘기한다. 즉, 어떤 물질에 예민한 반응을 일으키는 면역글로불린 E 항체IgE가 몸에 있다는 의미이다. 하지만 "이거 아토피 아니야?"라고 말하듯이 아토피피부염을 대신하는 말로 자연스럽게 쓰이고 있어 이 책에서는 아토피피부염과 아토피를 같은 의미로 함께 사용하였다.

② 아토피피부염은 한 번 보면 알 수 있다. △

아토피피부염은 나이에 따라 잘 생기는 부위가 있다. 이런 부위에 특징적인 모양이 생긴다면 경험 많은 의사는 한 번만 보고도 진단할 수 있다. 하지만 발진 모양이 애매한 경우라면 가려움, 가족력, 오래 지속되는 특징을 함께 확인해야 진단할 수 있다.

③ 음식을 먹고 두드러기가 나면 식품알레르기이다. △

식품알레르기의 가장 흔한 증상은 두드러기이다. 모기에 물린 것처럼 부풀어 오르는 피부 모양이다. 같은 음식을 먹고 한두 시간 안에 두드러기가 생기는 일이 여러 차례 있다면 식품알레르기일 가능성이 아주 높다. 하지만 음식과 상관없이 덥거나 땀이 나서 생기는 두드러기도 있다. 따라서 원인을 제대로 확인하려면 혈액 검사나 피부 단자시험(피부 반응 검사)과 같이 IgE가 우리 몸에 있는지 확인하는 검사가 필요하다. 이를 통해 아이가 나타내는 증상이 알레르기 때문인지, 알레르기가 있다면 어떤 알레르기가 원인인지 알 수 있다.

④ 똑같은 음식을 먹고 자꾸 가려우면 식품알레르기이다. 대부분 ✕

피부에 아무 이상도 없이 가렵기만 하다면 식품알레르기가 아닐 가능성이 높다. 식품알레르기는 90% 이상 부풀어 오르거나 빨개지는 피부 증상이 함께 나타나기 때문이다. 하지만 아주 드물게 불편한 증상을 눈으로 확인하기 어려운 경우도 있다. 따라서 알레르기 검사와 식품일지까지 확인하는 것이 좋다.

⑤ 아토피피부염이 있어도 알레르기 검사에서 정상이 나올 수 있다. ○

내인성 아토피피부염이라고 부르는 경우이다. 아토피피부염이 있다고 해서 식품이나 집먼지진드기 알레르기가 항상 있는 것은 아니다. 아토피 염증이 피부에만 있고 몸의 다른 곳에 영향을 주지 않았다면 알레르기 검사는 정상일 수 있다.

⑥ 아토피피부염은 유전이다. △

부모 모두 알레르기가 있는 아이들의 약 40%에서 아토피피부염이 생긴다. 엄마만 알레르기가 있는 경우는 30%, 아빠만 있는 경우는 20% 정도 아토피피부염이 생긴다. 하지만 부모 모두 알레르기가 없어도 약 15%의 아이들이 아토피피부염을 앓는다. 유전적인 요인 외에도 환경의 영향이 그만큼 중요하다는 의미이다.

⑦ 피부가 안 좋으면 세균이 몸 안으로 들어올 수 있다. ○

아토피 피부는 장벽 기능, 즉 피부와 우리 몸을 지키는 문이 망가진

정상 피부

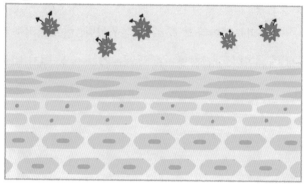

벽돌처럼 차곡차곡 쌓여 있는 피부 세포들과 그 사이사이를
시멘트처럼 채워주는 지질 성분으로 튼튼한 장벽을 이루고 있다.

아토피피부염 피부

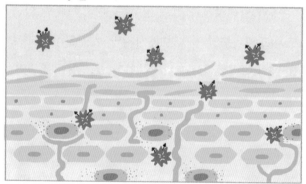

피부 장벽이 무너지면서 바깥의 알레르기 물질과 나쁜 균,
식품 성분이 피부 안으로 들어와 면역을 공격할 수 있다.

상태이다. 피부를 통하는 문이 부서졌으니 수분도 밖으로 뺏기고 균이나 먼지도 몸 안으로 들어오게 된다. 외부 물질의 침입은 피부의 염증으로 이어진다. 염증이 생긴 피부는 사람으로 치면 '분노조절장애'와 같은 상태이다. 작은 자극에도 쉽게 가렵고 진물이 나고 붓는다. 한 번 손을 대기 시작하면 더 가려워서 정신없이 긁고, 긁으면 염증이 심해져 더 가렵다. 초기에 염증을 잘 치료해서 긁지 않아야 악순환의 고리를 끊을 수 있다.

⑧ 아토피피부염이 있으면 반드시 식품알레르기가 생긴다. ✕

아토피피부염이 있는 어린이들의 약 절반 정도가 음식에 알레르기를 나타낸다. 아토피피부염이 있으면 피부 장벽 손상, 면역 이상이 문제가 되기 때문이다. 깨진 피부 장벽을 통해서 음식 성분이 들어오면 알레르기 면역을 자극하고 과민 반응을 일으킬 수 있다. 식품알레르기의 첫 시작이 되는 것이다. 하지만 모두에게 같은 반응이 나타나는 것은 아니다. 피부 관리를 잘하면 식품알레르기를 줄일 수 있다.

⑨ 돌 전에는 알레르기 검사를 해도 정확하지 않다. ×

나이가 어려도 알레르기 검사를 받을 수 있다. 돌 전의 아기도 혈액 검사를 통해 알레르기 항체가 얼마나 있는지 확인이 가능하다. 특히 원인이 모호하면 알레르기 검사를 해보는 것이 좋다. 해석에 주의가 필요하기 때문에 경험이 많은 전문의와 상담이 필수이다.

⑩ 알레르기 검사에서 이상이 나온 음식은 무조건 제한해야 한다. ×

검사에서 양성으로 나온 음식이라도 먹었을 때 문제가 없을 수 있다. 검사는 면역글로불린 E 항체를 확인하는 것에 불과하기 때문이다. 검사가 양성이어도 먹었을 때 아무 문제가 없다면 제한할 필요가 없다. 하지만 검사 수치는 낮아도 예민하게 반응하는 경우가 있다. 우리 몸은 수학 공식처럼 딱 떨어지지 않기 때문이다. 그래서 알레르기 검사는 처방보다 해석이 더 어렵고 중요한 경우가 많다. 식이 제한 여부는 반드시 경험이 많은 전문의와 상의하여 정해야 한다.

⑪ 알레르기가 심한 음식은 냄새만 맡아도 위험하다. ○

음식에 과민한 면역 반응을 식품알레르기라고 부른다. 남들에게는 아무 문제가 없지만 알레르기 환자들이 먹으면 피부가 부풀어 오르거나 숨을 못 쉬기도 한다. 심한 경우는 만지거나 냄새만 맡아도 위험하다. 지난 추석에 응급실에 실려 온 아이의 알레르기 원인은 전을 부칠 때 나온 연기였다. 면역 시스템이 아주 예민한 환자들은 정말 소량의 물질에도 심각한 증상이 생길 수 있다.

아토피, 오감을 이용한 진단과 치료

아토피피부염은 한두 가지 검사만으로 진단하는 병이 아니다. **특징적인 피부 증상의 위치와 모양**을 바탕으로 진단한다. 경험 있는 의사는 눈으로 쓱 보고 진단이 가능한 경우도 있다. 아토피피부염이 맞는지, 왜 나빠지는지 의사의 오감을 총동원해서 진단하고 원인을 찾는다.

〈영아기 아토피피부염〉

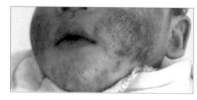 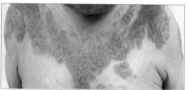

우리 두 아들의 피부염 역시 이런 모양이었다. 정상으로 보이는 피부도 만져보면 거칠고 건조하다. 점차 빨갛게 변하고 가려운 증상도 심해진다. 돌 무렵의 아기가 이와 같은 피부 증상을 보인다면 한 번의 진료만으로도 아토피피부염으로 진단할 수 있다. 두 살 이전의 아기에서 나타나는 영아형 아토피피부염은 뺨에서 시작해서 얼

굴의 나머지 부분과 목, 손목, 배, 팔다리로 퍼진다. 팔을 자유롭게 움직일 수 있는 아이들은 가려워서 자꾸 긁으려고 한다.

<아동기와 청소년기의 아토피피부염>

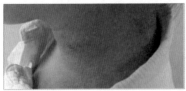 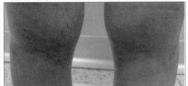

둘째의 아토피피부염은 겨울이면 고질적인데 주로 목과 오금에 이 와 같은 모양으로 나타난다. 두 살부터 10대 초반에 접히는 피부(목, 팔 안쪽, 무릎 뒤쪽, 손목, 발목)에서 나타나면 아토피피부염으로 진단한다. 붉은 기운이 가라앉아도 만지면 거칠거칠, 건조함이 그대로 느껴진다. 청소년기 이후에는 성인형 아토피피부염이 나타난다. 이마, 목, 손목, 발목이 두꺼워지는데, 약도 잘 안 듣고 오래 간다. 앉은 자리에 각질이 떨어져 흔적을 남기기도 한다.

가려움은 아토피피부염 진단에 필수 요소이다. 가렵지 않으면 아토피피부염이 아니라고 할 정도이다. 피부가 자극되어 알레르기 염증이 생기면 히스타민과 같은 물질들이 가려움을 일으킨다. 가려워서 긁으면 피부염이 나빠져서 다시 긁고, 그러면 피부 장벽이 더 무너져 염증이 악화되는 악순환의 고리가 만들어진다. 아이의 피부 여기저기에 긁어서 난 상처와 자국이 있다면 아토피피부염일 가능성이 높다는 것을 의미한다.

한두 번의 진료로 아토피피부염인지 명확하지 않다면 환자의 가족력과 만성적인 경과를 살피는 것이 중요하다. 가족의 알레르기는 아토피피부염만이 아니라 천식, 알레르기비염, 식품알레르기를 모두 확인해야 한다. "얘는 왜 이렇게 자꾸 나빠져요?", "이 지긋지긋한 전쟁은 언제 끝나나요?" 지친 부모의 질문은 어찌 보면 당연하다. 한두 번 앓고 잊을 수 있다면 이미 아토피피부염이 아니다.

아토피피부염의 가장 큰 특징은 **가려움, 가족력, 특징적인 발생 부위와 모양, 만성 경과** 이 네 가지로 요약할 수 있다. 이 중 세 가지 이상에 해당한다면 아토피피부염이 있다고 볼 수 있다. 암이나 갑상선 질환처럼 몇 가지 검사만으로 진단할 수 없는 병이다. 다른 질환과의 감별이 필요하거나 아토피피부염의 악화 인자를 확인할 때 혈액 검사, 피부단자시험, 혹은 첩포 검사가 악화 인자를 찾는 데 도움이 될 수 있다.

아토피피부염의 치료 방법은 A-B-C 세 가지로 요약할 수 있다. A^{avoidance}: 악화 인자 피하기, B^{barrier}: 피부 장벽 회복과 유지,

C^{control}: 염증 조절, 이 세 가지이다. 이 중 가장 기본이 되는 단계가 악화 인자를 찾아서 피하는 것이다. 악화 인자를 찾기 위해서는 환자의 주변 환경을 관찰하는 것이 중요하다. 갑자기 아토피피부염이 나빠졌는데 도저히 악화 인자를 찾지 못해 여러 병원을 다녔던 아이가 있었다. 처음 만난 날, 엄마와 아이가 진료실에 들어온 순간 독특한 향이 확 느껴졌다. 진찰을 위해 아이의 옷을 들어 올리자 향이 더 강해졌다.

"최근에 보습제나 섬유유연제를 새로 바꾸셨나요?"

"아는 언니가 이거 쓰고 피부트러블이 잡혔다고 해서요."

엄마가 건네는 보습제를 여는 순간, 딱 그 냄새였다. 아이에게 쓰는 피부 제품은 '무색, 무취'일수록 좋다. 민감한 피부에는 저자극 제품을 사용하는 것이 원칙이다. 보습제를 바꾸는 작은 조언으로 원래 피부를 되찾은 꼬마 환자는 "선생님은 탐정 같아요"라며 작별 인사로 내게 최고의 별명을 지어주었다.

☺ 김지현 교수의 아토피 관리 팁 ☺

평소 사용하는 보습제, 세제, 턱받이까지 모두 아토피의 원인이 될 수 있다. 피부 전체가 나쁜 경우는 생활 습관 전체를 되돌아보아야 하고, 일부만 빨개진다면 그 부위를 자극하는 특정한 원인을 찾아야 한다. 아기의 털 달린 바지, 엄마가 입은 모직 옷이나 긴 머리가 원인이 되는 경우도 있다. 아이의 피부에 이상이 있어 보인다면, 다음의 육아템 수배자 중에서 범인이 있는지 검토해보자.

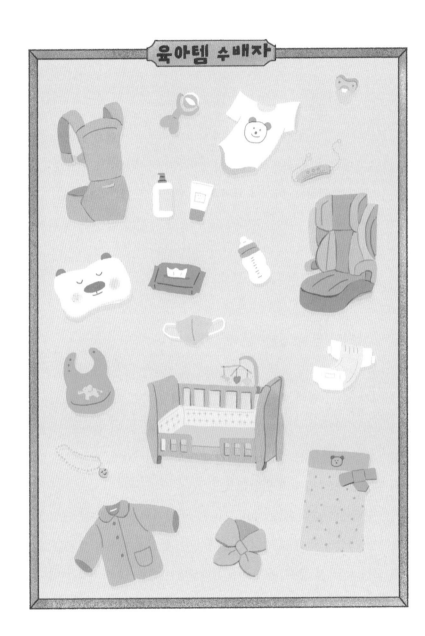

마음을 바꾸면 희망이 싹튼다

대부분의 부모가 병원에 오기 전에 아토피피부염 치료를 위해서 좋다는 건 다 해보았다고 말한다. 하지만 시간이 흐를수록 치료도 더디고 부모는 지친다. 이래서 의사를 못 믿겠다는 생각마저 든다. 무엇이 부모와 의사 사이를 갈라놓고, 치료를 어렵게 할까? 아토피피부염 관리에 몇 가지 걸림돌이 있기 때문이다.

답이 없는 불치병? → 좋아지는 병, 희망을 가지자!

"아기가 한 달 넘게 태열이 있더니 아토피 같다고 하네요. 팔, 다리를 보는 것만으로도 마음이 찢어지고 우울증이 올 것 같아요. 약을 받아왔는데 좋아져도 걱정, 효과가 없어도 걱정이네요. 아토피는 불치병인 건가요? 무섭고 답답해요."

인터넷에 올라온 글에서 보듯이, 아토피피부염이라는 병명을 들으면 세상이 끝난 것 같고 눈물부터 난다. 이제 깨끗한 피부는 영영 보지 못할 것 같다. 물론 아토피피부염은 한두 달 사이에 없어지는 병이 아니다. 두더지 게임처럼 빵 치면 내려갔다 올라오고, 빵 치면 사라졌다 다시 튀어나오는 그런 병이다.

하지만 어릴 때 생기는 아토피피부염은 경과가 좋은 편이다. 돌 전의 아기들은 면역이나 신체 기능이 미숙해서 일시적으로 아토피피부염이 생기는 경우가 많다. 국내 연구에서 돌 전에 생긴 아토피피부염의 70%는 시간이 지나 깨끗이 완치가 되었다. 매달 약이 필요한 경우는 5%에 불과했다. 나이가 들면서 면역과 피부가 튼튼해지면 아토피피부염도 호전되는 것이다. 우리 큰아이 역시 두 돌이 지나면서 아토피피부염을 완전히 졸업했다.

언젠가 낫는다는 희망은 아이의 피부를 열심히 관리할 수 있는 원동력이 된다. 간혹 나이가 들어서까지 심한 증상으로 고생하는 환자도 있지만 이때에도 관리를 잘 하면 훨씬 수월하게 지낼 수 있다. 끝이 있는 싸움, 오늘도 기운을 내자!

당장 끝을 보려는 마음 → 꾸준한 관리가 치료의 핵심, 지치지 말자!

아토피피부염은 하루아침에 치료되지 않는다. 적어도 2~3년 이상 꾸준히 관리가 필요하다. 나는 아토피피부염 환자의 초진을 '1교시 수업' 재진을 '2교시 수업'이라고 부른다. 의사는 기분 나쁘지 않게 잘난 척하는 직업이다. 환자가 얼마나 지시를 잘 따르는지가 치료의 성패를 좌우하기 때문이다. 1교시 의사의 잔소리만 잘 듣고 지켜도 며칠 안에 피부 증상이 좋아지는 경우가 있다. 이때 2교시 수업에서 하는 말은 "일희일비하지 마세요"이다. 악화 인자에 노출되면 피부가 나빠지는 것은 순식간이기 때문이다.

아토피피부염은 수면 아래 가라앉은 빙하와 같다. 언제 다시 수면이 낮아지고 빙하가 올라올지 예측하기 어렵다. 염증도 마찬가지다. 여러 차례 악화를 경험하면 몇 년을 끌고 갈 힘이 생기지 않는다. 몇 달 걸려 좋아진 피부가 한 번의 외출로 몇십 분 사이에 원상태로 나빠지기도 하기 때문이다. 피부만 빨리 좋아진다고 하면 수백만 원, 수천만 원이라도 쓸 것 같은 마음이 생긴다. 이런 부모 마음을 귀신같이 알고 파고드는 상술이 생기는 건 당연하다. 일희일비하는 마음은 아토피 치료의 독이다. 좋아져도 다시 나빠질 수 있음을, 나빠져도 다시 좋아질 수 있음을 항상 생각해야 한다. 그래야 만성 증상을 꾸준히 관리하고, 급성 증상을 적극적으로 치료할 힘이 생긴다.

현혹되기 쉬운 남의 말 → 그들은 우리 아이를 책임지지 않는다!

조산 후 신생아 중환자실에 아기를 두고 혼자 퇴원했던 내가 밤새

했던 일은 인터넷 검색이었다. 맘카페에서 잘 성장한 이른둥이의 소식은 큰 위로가 되었다. "우리 아기가 지금은 숨도 혼자 못 쉬지만, 나중에 저렇게 잘 크겠지." 의사의 말보다 더 와 닿는 희망의 메시지였다. 대규모 연구 결과보다 만난 적 없는 온라인 친구의 '카더라'가 더 현실적이고 믿음직한 조언처럼 느껴진다. 인터넷 검색창에 '아토피'를 치면 온갖 용하다는 민간요법과 제품들이 난무하는 이유도 이와 비슷하다. "황토 집에서 좋은 약재를 달여 준대요." 사돈의 팔촌까지 나서서 좋다는 것을 소개한다. 등산로만 나가보아도 온통 아토피에 용한 약재들이 넘쳐난다.

하지만 부작용이나 합병증이 생겼을 때는 아무도 책임지지 않는다. 인터넷에서 얻는 조언 역시 마찬가지다. 잊을 만하면 몇 년에 한 번씩 위기 상황으로 병원을 찾는 아토피 아이들이 있다. 패혈증이나 전신부종, 전해질 불균형 등으로 죽을 고비를 넘기기도 한다. 아토피피부염이 있으면 몸의 수비대가 무너진 상태이다. 따라서 건강한 어린이에게는 문제가 되지 않는 자극이 심각한 위협이 되기도 한다. 피부에 닿는 온갖 물질들이 몸 안으로 들어와 감염이나 면역 이상을 일으킬 수 있다. 목욕물까지 주의해야 하는 이유가 이 때문이다. 가정에서 천연재료를 이용해 피부 제품을 만들어 사용하는 것도 걱정스럽다. 아이들을 위한 제품은 안전성 검증이 유효성만큼이나 중요하다.

잘못된 식품 관리 → 과학적 진단을 바탕으로!

달걀, 우유, 밀, 고기 등 아토피와 관련 있는 것으로 거론되는 식품들은 성장하는 어린이에게 중요한 영양 공급원이다. 또 음식을 마음대로 먹지 못하고 거절과 좌절이 반복되면 아이들은 심리적으로도 위축된다. 알레르기로 음식을 제한하는 어린이는 "실수로 위험해질 수 있다", "언제 문제가 생길지 무섭다"고 호소하는 경우가 많다. 못 먹는 음식 때문에 놀림이라도 받게 되면 아이 마음에 상처가 남는다.

알레르기가 있다고 하더라도 개개인에 따라 증상을 유발하는 식품이 다르기 때문에 다른 아이들의 식이 제한을 그대로 따라 하면 안 된다. 지금까지 괜찮았던 음식을 새롭게 제한할 필요도 없다. 식품의 차단은 정확하고 확실한 진단을 바탕으로 해야 한다. 또한 대체식품과 균형 있는 식단을 마련해주어야 한다. 그래야 정상적인 성장과 발달이 이루어진다. 아이의 성장과 심리 발달은 피부만큼이나 중요하다.

스테로이드 포비아 → 필요한 부위에 적절한 약물 치료, 걱정하지 말자!

바르는 스테로이드제는 아토피피부염 치료에 효과가 아주 좋다. 어떨 때는 하루 이틀 바르기만 해도 깨끗한 피부가 된다. 그래서 "피부약은 독하구나" 걱정이 많아진다. 그뿐 아니다. 약을 바르고 좋아진다고 해도 그때뿐, 결국 다시 나빠지는 것 같다. 일시적인 호전을 위한 거라면 바를 필요가 없지 않은가 하는 생각이 든다.

스테로이드 약물은 현재로서는 가장 효과가 좋은 염증 치료제이다. 염증 억제 효과는 유지하고 부작용은 줄이기 위해서 바르는 스테로이드가 개발되었다. 약한 강도의 스테로이드 연고를 사용하면 부작용도 별로 없고 피부염에도 잘 듣는다. 필요한 부위에 적절한 강도의 약을 사용하면 부작용은 줄이고 치료 효과는 높일 수 있다. 물론 피부 증상이 좋아지고 나서 다시 나빠지지 않도록 생활 습관도 바꾸고 환경 관리도 철저히 해야 한다. 이후에 약이 덜 필요하도록 만드는 것이 똑똑한 치료법이다.

환경 문제에 소홀한 태도 → 피부에 직접 닿는 환경도 관리 대상!

"선생님이 시키는 대로 목욕도 잘하고 보습도 잘하고 약도 잘 발랐는

데 아이 피부가 왜 이 모양인가요?"

아토피피부염의 관리를 보습과 약물 치료로만 생각하는 사람들이 많다. 하지만 피부 관리는 넓은 의미로 아이 주변의 환경 관리를 포함한다. 실내외 공기는 목욕 제품이나 보습제처럼 아이 피부에 닿아 직접적으로 영향을 주기 때문이다. 상당수의 아이들이 환경 관리 방법을 바꾸고 며칠 만에 드라마틱한 호전을 보이기도 한다. 최근 10년간 미세먼지, 휘발성유기화합물, 포름알데히드, 이산화질소, 세균과 곰팡이, 진드기 등이 아토피피부염 발생과 악화에 영향을 준다는 연구 결과들이 늘고 있다.

피부 증상이 심한 아이들도 아토피 전용 병실에서 하루 이틀 만에 증상이 나아지는 것을 볼 수 있다. 그러나 약 60%는 퇴원 후 피부 증상이 다시 원래대로 돌아간다. 집 안의 환경 개선이 이루어지지 않았기 때문이다. 병원의 치료 방침뿐 아니라 집 안의 환경이나 대기오염 문제에도 함께 관심을 기울여야 한다.

아토피는 배우자와 같다

"아토피피부염은 친구와 같다." 의학 교과서에 나온 비유이다. 잠시 만나고 헤어지는 관계가 아니라 오래 이어질 수밖에 없는 만성 질환이기 때문이다. 하지만 나는 이 말에 동의하지 않는다. 아토피처럼 끈질기게 쫓아다니며 괴롭히는 친구라면 연을 끊는 편이 낫다. 그래서 나는 아토피피부염이 배우자와 같다고 설명한다. 끊고 싶어도 쉽게 끊을 수 없는 관계. 웬만하면 달래고 이해하며 살아야 하는 관계. 그러다 보면 또 익숙해지는 관계. 20년쯤 부부 생활을 하다 보니 아토피피부염과의 관계는 아무리 생각해도 배우자가 딱 맞는 표현이다. 그것도 아주 예민한 배우자.

아토피 피부는 너무 예민해서 작은 자극에도 쉽게 가렵고 염증이 생긴다. 어떤 경우는 왜 나빠졌는지도 모르겠다. 간혹 배우자의 화가 무엇 때문인지 모르겠는 상황과 비슷하다. 한번 손을 대기 시작하면 더 가려워서 정신없이 긁고, 긁으면 염증은 더 심해진다. 배우자의 성격을 이해하고 맞춰가듯이 아토피의 특징을 이해하고 잘 관리해야 한다. 비위를 맞추고 살살 달래는 시기가 아토피피부염의 1단계 관리이다. 1단계 관리를 성실하게 잘 지키면 아토피피부염과 덜 싸우고 덜 고생할 수 있다. 아토피의 1단계 관리는 증상이 있건 없건 상관없이 항상 유지해야 한다. 여기에는 식품, 환경, 피부, 심리 관리가 포함된다. 학교 생활의 예습, 복습과도 같다. 시험 기간이 아니어도 충실히 하면 모범생이 될 수 있다. 당연히 약물 치료도 줄일 수 있다. 사실 말이 쉽지, 제대로 1단계 관리를 하다 보면 다른 일을 할 겨를도 없이 하루가 간다. 알레르기를 일으키는 식품이나 자극을 모두 피해야 하기 때문이다. 흡연도 안 되고 청소도 자주 해야 한다. 온도, 습도, 미세먼지 상황도 매일 체크하고, 대기오염 지수가 낮은 날 환기도 자주 해야 한다. 곰팡이가 핀 곳은 없는지, 이불 빨래까지 신경 써야 한다. 목욕도 보습도 꼼꼼히! 아토피를 가진 아이를 잘 보는 일은 품이 많이 드는 일이다.

아무리 배우자를 신뢰하고 사랑해도 가끔은 화가 날 수밖에 없다. 매일 힘들게 1단계 관리를 하더라도 피부는 빨개지고 성이 난다. 이때는 단호한 결정이 필요하다. 2단계 약물 치료가 여기에 해당한다. 국소 스테로이드제, 국소 칼시뉴린 억제제, 항히스타민제(히드록시진, 디펜히드라민, 메퀴타진, 세티리진, 레보세티리진, 케토티펜, 아젤라스틴, 펙소페나딘 등)와 항생제가 대표적이다. 제대로만 쓴다면 아이 몸에 문제가 되지 않는다. 3단계 치료에는 먹거나 주사로 투여하는 스테로이드, 면역억제제, 최근 개발된 약들이 포함된다. 2단계에서 사용하는 약물보다 비싸거나 부작용이 많다. 그래서 앞선 단계 없이 처음부터 사용하지 않는다.

현대의학의 발전으로 두필루맙 자가주사약도 나왔고, 신약도 개발되고 있다. 만성 증상은 꾸준히 관리하고, 급성 증상은 나타날 때마다 적극적으로 치료하면 아토피 진행을 막을 수 있다. 처음에는 삐걱거리던 배우자와도 살다 보면 익숙해진다. 갈등과 싸움도 줄고 이해의 폭도 넓어진다. 이처럼 아토피도 일상 속에서 즐거움을 찾아가며 서로 불편하지 않게, 화나지 않게 맞추며 살아야 한다. 노력이 필요하다. 쉽게 그 관계를 끊을 수 있다면 부부 사이도, 아토피도 아닌 것이다.

☺ 김지현 교수의 아토피 관리 팁 ☺

★   한 번 더 정리하는 단계별 관리 방법

1단계 : 식품 관리, 환경 관리, 피부 관리, 심리 관리 (증상이 심해도, 없어도 매일!)

2단계 : 국소 스테로이드제, 국소 칼시뉴린 억제제, 항히스타민제와 항생제 (효과적이고 비교적 안전한 약물 치료)

3단계 : 먹거나 주사로 투여하는 스테로이드, 면역억제제, 최근 개발된 약제(두필루맙, 트랄로키누맙, 야누스키나제 억제제 등)

달걀, 우유, 고기 모두 먹이지 말아야 하나

아이의 피부가 나빠지면 부모는 오늘 먹은 음식부터 의심하고 원망한다. "과자 때문이 아닐까?", "아무래도 달걀은 문제가 있어." 어느새 머릿속에는 나쁜 음식 리스트가 만들어진다. 이웃에 사는 아이가 음식을 가려 먹고 좋아졌다는 얘기까지 들으면 음식부터 관리해야겠다는 생각이 든다. 하지만 남의 집 아이는 우리 집 아이와 다르다. 한 배에서 나온 쌍둥이조차 아롱이다롱이다. 특히 알레르기는 사람마다 다른 체질을 보이는 것이 가장 큰 특징이다. 피부 증상은 비슷해 보여도 원인은 제각각이다.

아토피피부염이 심하지 않은 어린이라면 음식 걱정은 그만. 아토피피부염을 식품알레르기와 같다고 오해하지 말자. 아토피피부염이 있는 어린이들의 약 절반 정도만 식품알레르기를 동반한다. 두 돌이 지난 아이가 지금까지 잘 먹고 문제없던 음식이 어느 날 갑자기 아토피피부염의 원인이 되는 경우는 거의 없다. 음식 말고 다른 원인부터 찾는 것이 우선이다.

내 아이가 아토피피부염 진단을 받고 보니, 병원에서 쉽게 하는 설명이 환자 가족의 일상에 얼마나 큰 영향을 미치는지 새삼 와 닿는다. "밀가루 먹이지 마세요." 짧은 이 한 마디가 집 안에서 된장, 고추장까지 모두 없애야 하는 수고로 이어진다. 식품 제한은 가족 전체의 삶의 질을 떨어뜨리고 매 순간 불안에 떨게 한다. 하지만 알레르기 검사도 괜찮고 먹여서 반응도 없다면 음식은 피부 증상의 원인이 아니다. 달걀도, 유제품도, 육류도 이유 없이 제한할 필요가 없다.

몇 년 전, 아토피 클리닉에 15개월 아이가 엄마 품에 안겨 왔다. 아이는 겁에 질려 있었고, 큰 소리로 내내 울기만 했다. 아이의 피부 상태를 자세히 확인하려고 "세워보시겠어요?" 요청했지만, 놀랍게도 아이는 혼자 서지 못했다. 돌 무렵 아이들은 대부분 혼자 설 수 있고 제법 걷기도 한다. 그리고 보니 키와 몸무게 모두 100명 중 가장 작은 첫 번째에 해당하는 수치이다. 아이의 피부염은 그리 심한 편이 아니었다. 그런데도 엄마는 알레르기가 걱정돼서 밥, 된장국, 두부만 먹으며 모유를 먹이고 있었다. 8개월 즈음 시작한 이유식도 밥, 야채, 과일, 소고기에 멈춰 있었다. 다른 음식들은 시도할 때마다 피부 증상이 나빠지는 것 같아 결국 포기했다. 실제 이 아이는 달걀 외에는 알레르기가 없었다. 엄마를 안심시키고 하나씩 다른 음식을 추가하도록 했다. 먹을 수 있는 음식이 많아지면서 키도 몸무게도 또래를 따라잡았다. 6개월쯤 후에는 다른 아이들과 같이 걷고 뛸 수 있었다. 병원에 와도 잘 울지 않고 예민한 성격도 좋아졌다. 피부 관리와, 바르는 약을 잘 쓰면서 피부 상태도 나아졌다. 어릴 때 영양 상태가 건강에 얼마나 중요한지 보여주는 사례이다.

알레르기만 무서운 병이 아니다. 성장과 발달 역시 중요하다. 영양 결핍 상태가 되면 감염 질환에도 잘 걸린다. 균이나 바이러스와 싸울 수 있는 면역 기능이 저하되기 때문이다. 아이들은 무엇보다 잘 먹는 것이 중요하다.

알레르기 원인이 되는 흔한 식품은 달걀, 우유, 밀, 콩, 땅콩, 견과류, 해산물이다. 물론 아토피피부염이 음식 때문에 나빠지는 경우도 있다. 하지만 원인 음식은 환자마다 다르다. 평소 잘 먹던 음식을 검사 결과만 보고 제한했다가 나중에 진짜 알레르기가 생겨서 먹지 못하게 되는 경우도 있다. 그때 부모 마음은 후회로 가득 찬다. 특히 소고기, 닭고기, 돼지고기는 흔한 알레르기 음식이 아니다. 피부 증상 때문에 무조건 육류를 제한하는 것은 바람직하지 않다. 오히려 달걀이나 유제품에 알레르기가 있다면 중요한 단백질 식품인 고기를 더 잘 먹여야 한다.

☺ 김지현 교수의 아토피 관리 팁 ☺

어떨 때는 달걀이 들어간 음식을 먹어도 괜찮은데, 또 어떨 때는 서너 시간 지나 피부 증상이 생긴다고 호소하는 환자들이 있다. 이 경우 대부분은 달걀이 피부 증상 악화 원인이 아니다. 달걀은 가공하기 쉽고 가격도 싸서 예상 밖의 음식에까지 들어 있다. 과자나 빵은 물론이고 마요네즈, 어묵, 튀김옷 등에도 들어가 있다. 우유도 마찬가지다. 달걀이나 우유 차단 식이를 하려면 눈으로 보이는 달걀과 우유뿐 아니라 원인 항원이 포함된 가공식품까지 모두 완벽하게 제한해야 한다. 그리고 제한 식사를 하면서 피부염이 확실히 좋아지는지 평가해야 한다. 일지를 꾸준히 한 달 정도 쓰면 객관적으로 판단하는 데 도움이 된다. 이렇게까지 피하지 않았는데 피부 증상이 좋아졌다면 아토피피부염의 원인이 달걀이나 우유가 아닐 가능성이 높다.

〈아토피피부염 관찰일지〉

* 한 달 정도 매일 꾸준히 기록하면 원인을 찾는 데 도움이 될 수 있다.

년   월   일

1. 오늘 아래와 같은 증상이 있었습니까? (중복기입 가능)

증상	증상 정도		
가려움증	□ 없음	□ 약한 정도	□ 아주 심함
야간 수면장애	□ 없음	□ 약한 정도	□ 아주 심함
피부 발적	□ 없음	□ 약한 정도	□ 아주 심함
피부 건조증	□ 없음	□ 약한 정도	□ 아주 심함
피부 진물딱지	□ 없음	□ 약한 정도	□ 아주 심함
피부 부종	□ 없음	□ 약한 정도	□ 아주 심함

2. 오늘 아래와 같은 아토피피부염 치료를 했습니까?

목욕 또는 샤워 → □ 하지 않았다   □ 1회   □ 2회   □ 3회 이상
보습제   → □ 하지 않았다   □ 1회   □ 2회   □ 3회 이상

3. 오늘 바르는 약(스테로이드, 피메크로리무스, 타크로리무스)을 사용했습니까?

□ 사용하지 않음   □ 사용함

보습제를 잘 바르는 방법이 따로 있다?

국내 어린이 화장품 시장 규모가 연간 3,000억 원대에 이른다고 한
다. 최근 5년 동안 약 세 배 가까이 증가한 것이다. 그만큼 어린이
화장품과 보습제에 대한 관심이 높아졌다. 진료실에서 부모에게
"그동안 어떤 약으로 치료하셨어요?" 물어보면 보습제 이름을 대는
경우가 허다하다. 이제 보습제는 아토피 치료의 필수템 혹은 기본
템이라고 할 수 있다.

보습제는 피부를 촉촉하고 부드럽게 만들고 피부 장벽을 튼튼
하게 한다. 건조하고 피부 장벽이 손상된 아토피 환자의 피부에 보
배와 같은 존재이다. 보습제를 잘 바르면 덜 가렵고, 염증도 가라
앉는다. 당연히 스테로이드 사용량도 줄일 수 있다. 보습제는 온몸에
자주 발라야 한다. 한 번 바르면 피부에서 유지되는 시간이 4~6시
간을 넘기기 어렵기 때문에 가능하면 하루에 3~4번 바르는 것을
추천한다. 잠들기 전에 목욕을 하는 아이라면 집에 오자마자 손만
깨끗하게 씻은 후 보습제를 바르고, 자기 전 목욕 직후에 한 번 더
보습제를 바른다. 목욕 후에는 물기가 남아 있을 때 바로 온몸에 보
습제를 바른다. 목욕하고 나서만 바르는 것이 아니라 하루에 적어
도 세 번은 채우는 것이 중요하다. ①아침에 일어나자마자, ②유치

원이나 학교에서 귀가하고 목욕을 한 직후, ③자기 전, 이렇게만 해도 세 번이 된다. 일단 잠이 들고 나면 7~8시간 동안 추가로 보습제를 바르기 어렵기 때문에 잠들기 전에는 다른 때보다 더 많이 바르도록 강조한다. 그래야 가려워서 깨거나 자는 동안 긁는 것을 어느 정도 줄일 수 있다.

병원에서 판매하는 보습제도 많고, 주변에서 추천하는 제품도 다양하다. 인터넷 광고도 넘쳐난다. '저자극, 무자극', '민감한 아기 피부 전용', '피부 방어력 강화', '천연 성분'이라는 문구가 부모를 유혹한다. 하지만 이런 말은 어디까지나 듣기 좋은 광고일 뿐, 현혹되지 않아야 한다. 나는 일단 '천연'이란 표현이 그다지 반갑지 않다. 천연 제품은 우리 몸에 좋을 수도 있고 나쁠 수도 있다. 단적인 예로 독버섯도 천연 유기농 제품이다. 보습제는 천연 제품 여부보다 지질 성분과 배합 비율이 훨씬 더 중요하다. 정제되지 않은 식품 성분이 많이 포함된 보습제 역시 피하는 것이 좋다. 피부를 통해 음식 항원이 들어가면 오히려 식품알레르기를 일으킬 수 있기 때문이다.

보습제는 다음의 표처럼 습윤제humectant, 밀폐제occlusive agent, 연화제emollient로 크게 나눌 수 있다. 로션은 선호도가 좋지만 잘 증발하고, 연고나 크림은 밀폐 효과가 좋지만 찐득해서 발림성이 떨어진다. 따라서 여름에는 로션과 같은 액상 제품을 더 사용하고, 겨울에는 크림과 같은 제형을 이용한다. 여러 가지 제형의 보습제를 구비해 날씨와 아이 컨디션에 따라 그때그때 바꿔가며 사용하는 것을 추천한다.

종류	특징	주의할 점
습윤제	• 천연 보습인자와 비슷한 역할 → 수분을 끌어당겨 유지하는 기능 • 피부가 촉촉해지면서 가려움과 피부염 호전	• 온도가 낮고 건조할 때 수분을 뺏겨 피부가 건조해짐 • 겨울 야외 활동에 적절하지 않음
밀폐제	• 오일과 같은 성분 • 기름과 같은 막 성분이 만들어져 수분이 날아가는 것을 막음 • 높은 보습력 유지로 부드럽고 매끄러운 피부	• 체온이 높거나 더운 곳에서는 불편하게 느낌 • 여름에는 적절하지 않음
연화제	• 습윤제와 밀폐제의 두 가지 효과 • 시중에 나온 대부분의 로션, 크림	

　　최근 개발된 보습제에는 세라마이드나 필라그린filaggrin이 들어 있다는 설명을 흔히 볼 수 있다. 피부의 가장 바깥에 있는 각질층은 벽돌처럼 차곡차곡 쌓여 있는 피부 세포들과 그 사이사이를 시멘트처럼 채워주는 지질 성분으로 이루어져 있다. 이 지질 장벽을 만들고 유지하는 중요한 물질이 세라마이드이다. 아토피피부염 환자의 각질층은 좋은 역할을 하는 지질 성분, 즉 세라마이드가 적기 때문

에 따로 채워주어야 수분을 덜 뺏겨서 건조해지고 장벽이 무너지는 것을 막을 수 있다. 필라그린은 피부 장벽의 중요한 단백질로, 천연보습인자NMF, natural moisturizing factor로 작용한다.

세라마이드와 필라그린 함량이 높을수록 생산원가가 높아지기 때문에 보습제 가격은 비싸진다. 보습제를 일주일에 한두 통 이상 사용하는 부모에게는 부담스러울 수밖에 없다. 결론적으로 얘기하자면 비싼 제품을 하루 한 번 바르는 것보다 싼 제품이라도 자주 바르는 편이 낫다. 외국 의사들 역시 비슷한 견해를 나타낸다. 물론 비싸고 좋은 제품을 자주 바르면 가장 좋지만, 시중에서 구입할 수 있는 저렴한 보습제를 제대로 바르는 것도 효과에 차이가 없다는 것이다. 성분만큼이나 가성비에 대한 고려가 필수이다. 기본적으로 피부에 사용하는 제품은 향이 너무 강하지 않은 것이 좋다. 피부에 자극이 되는 것은 무엇이든 염증을 악화시킬 수 있기 때문이다.

보습제를 선택하고 구매할 때 또 하나 기억할 것은 다른 사람에게 좋은 제품이 내 아이에게도 좋은 것은 아니라는 점이다. 다른 사람이 좋았다고 해서 우리 아이에게도 잘 맞으리라는 생각을 버려야 한다. 아무리 보습력이 좋아도 아이의 피부에 자극이 되거나 발진을 일으킨다면 사용을 멈추어야 한다. 새로운 보습제를 사용할 때는 며칠 연속으로 테스트를 거치는 과정이 필요하다. 바르자마자 이상이 생기는 경우는 별로 없기 때문이다. 본격적으로 사용하기

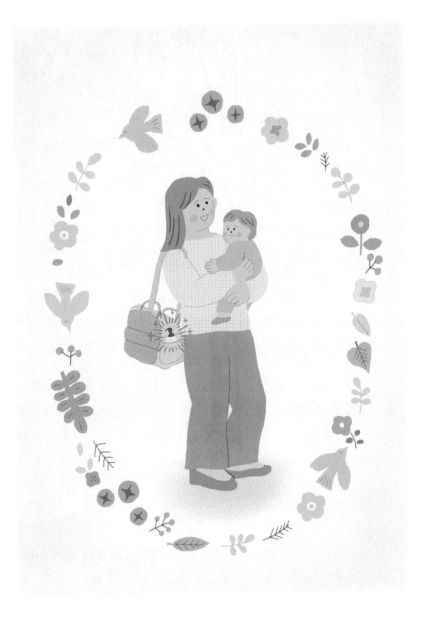

전에 간단한 테스트를 해보는 것이 좋다. 팔 안쪽 피부에 부분적으로 바르고 2~3일 정도 경과를 관찰하는 것이다. 하루에 한두 번 이상 꾸준히 발라보아도 괜찮다.

유난히 보습제를 거부하고 그 느낌을 싫어하는 아이들이 있다. 특히 보습제를 거의 바르지 않다가 새로 사용하는 초반에 불편함을 호소하는 경우가 많다. 피부 균열이 있으면 신경이 예민하기 때문이다. 이때는 여러 종류의 보습제와 제형을 조금씩 발라보고 더 나은 것을 고르도록 하는 것이 좋다. 무조건적으로 지시하는 것보다 부모와 아이가 협력하는 긍정적인 자세가 중요하다. 잘 먹지 않는 아이도 엄마가 떠먹이는 것보다 자기 손으로 직접 먹을 때 효과를 볼 수 있다. 보습제도 엄마가 직접 발라주는 것보다 자기 손으로 직접 바르는 것이 거부감을 줄일 수 있다.

사춘기가 되면 부모의 관심에서 벗어나 자기 마음대로 화장품을 골라 사용하면서 피부 증상이 나빠지기도 한다. 여드름을 해결하려고 또는 친구들이 사용하는 제품을 무조건 따라 쓰기도 한다. 색조 화장품이나 세정력이 높은 클렌저 제품 역시 자극이 되는 경우가 많아 주의가 필요하다.

보습제는 아토피피부염의 치료만이 아니라 예방에도 효과적이다. 일본, 영국, 미국에서 아토피 발생 위험이 높은 아기들을 대상으로 생후 1개월 이전부터 6~8개월이 될 때까지 보습제를 매일 열심히 발랐을 때 아토피피부염이 훨씬 적게 생겼다. 일찍부터 보습제를 열심히 바르면 피부가 촉촉해지고 피부 장벽 기능이 좋아져 아토피피부염을 예방할 수 있다는 것이다.

과학적인 부모는 전문가의 의견을 이성적이고 냉정하게 판단해서 옳다고 생각하면 바로 실천한다. 광고에 나오는 내용 역시 그대로 받아들이지 않고 논리적으로 맞는지 한 번 더 검토한다. 홍보 문구보다 제품의 성분이나 회사가 더 중요하다. 그래도 무엇을 선택할지 모르겠다면 가급적 규모가 있는 전문 회사의 제품을 이용하도록 권한다. 민감한 피부를 위한 테스트를 진행하고 제품을 개발하는 데는 그만큼 비용이 많이 들기 때문이다. 언제나 기억하자. 하루 이틀로 끝나는 관리가 아니다. 정보의 홍수 속에서 합리적인 내용을 찾아 생활에 활용하는 바람직한 자세가 필요하다.

여름에는 로션을, 겨울에는 크림을 바르는 것이 좋다. 하지만 겨울이라도 아이가 크림을 불편하게 느낀다면 로션을 바르는 것이 안 바르는 것보다 낫다. 대신 좀 더 여러 차례 바르고 외출을 할 때는 나가기 직전 대신 약 20~30분 전에 미리 발라 흡수시키는 것이 좋다. 찬 공기에 노출되면 오히려 수분을 많이 뺏길 수 있기 때문이다.

공갈젖꼭지의 득과 실

돌 전의 아기는 정서적 안정감에 대한 욕구를 오물오물 빠는 것으로 채운다. 무엇이든 입에 넣고 빨려고 하는 시기에 손가락 대신 물릴 수 있는 공갈젖꼭지는 고마운 육아템 중 하나이다. 아기는 공갈젖꼭지를 빨면서 사랑하는 엄마 품에서 젖을 먹는 것처럼 행복을 느낀다. 그런데 아토피 전문가로서 공갈젖꼭지를 보는 눈이 곱지만은 않다. 바로 침과의 전쟁 때문이다.

음식을 이로 잘게 부수고 침과 섞어 처리하는 것은 소화 과정이 시작된다는 의미를 가진다. 아기는 4개월쯤 되면 침을 점차 많이 만들어내면서 그 양이 삼킬 수 있는 능력보다 많아져, 자연스레 침을 많이 흘리게 된다. 이때 공갈젖꼭지에 고여 있거나 주변에 닿는 침은 입 주변에 습진을 일으킨다. 아토피가 있는 아기들은 침 때문에 피부염이 심해지는 경우가 매우 흔하다. 침과의 전쟁에서 이겨야 아토피 관리에서도 승리할 수 있다. 입 주변의 습진은 피부 장벽이 깨져 있다는 징표이다. 습진이 있는 피부를 통해 음식과 같은 여러 물질이 몸 안으로 들어와 면역 반응을 쉽게 유발한다.

다른 부위보다 얼굴에 피부염이 심하면 부모 마음의 상처는 훨씬 더 크다. 붉게 달아오른 얼굴을 볼 때마다 속이 상한다. 더구나 외출이라도 하면 보는 사람마다 "얼굴이 왜 이래요?", "화상인가 봐." 아는 척을 한다. 어린 시기의 아토피피부염은 얼굴이 가장 취약하다. 얼굴의 피부 지질 성분이 더 취약하기도 하지만, 온갖 자극들이 쉽게 영향을 주는 부위이기 때문이다. 침이나 공갈젖꼭지 역시 그런 자극 중 하나이다. 더구나 얼굴 피부는 다른 곳보다 훨씬 얇다. 피부가 얇으면 같은 양을 발라도 스테로이드 흡수가 더 많다. 따라서 얼굴에 바르는 스테로이드의 강도와 횟수 역시 신중하게 결정해야 한다. 그만큼 얼굴에 생기는 아토피피부염은 부모의 애간장을 녹인다.

온갖 치료를 다 했는데도 좀처럼 증상이 나아지지 않는다고 클리닉을 방문하는 아기들 중 상당수는 공갈젖꼭지를 입에 물고 내원한다. 통통한 볼에 오물오물 쪽쪽이를 빨고 쳐다보는 모습이 너무 예쁘면서도 "저걸 어떻게 끊지?" 고민이 시작된다. 얼굴 쪽 피부염이 오래 지속되어 고생하던 아기들 중 상당수가 공갈젖꼭지를 끊고 며칠 만에 증상이 나아지기도 한다.

공갈젖꼭지가 아기의 아토피에 나쁘다는 설명을 청천벽력처럼 받아들이는 가족이 있다. 배가 고프지 않아도 젖꼭지를 물지 않으면 좀처럼 잠이 들기 어렵다고 한다. 아기 입장에서 공갈젖꼭지 없는 일상은 엄마와의 이별처럼 느껴질 것이다. 그래서 더 자주 안아주고 다른 방법으로 안정감을 느끼도록 해주어야 한다. 잠 잘 시간이 되면 조용하고 어두운 분위기를 맞춰준다든가, 아기의 손을 잡고 노래를 불러주거나 토닥여주는 것도 좋다. 잠옷이나 수면 루틴도 미리 만들어두면 젖병이나 젖꼭지를 뗄 때 수월하다.

말귀를 알아듣는 나이라면 "쪽쪽이는 아토피에 안 좋아서 이제 안녕하고 자는 연습을 해야 해"라고 알려준다. 대신 마음이 허전하지 않도록 더 다정하게 잠자리를 지켜주어야 한다. 아이가 보채더라도 작별의 시간을 가지고 난 이후에는 공갈젖꼭지를 다시 보여주거나 사용하지 않도록 한다. 그렇지 않으면 점점 더 악을 쓰면서 이별이 힘들어질 것이다.

얼굴의 아토피 관리를 위해서는 무엇보다 침을 자주 닦아주어야 한다. 외출할 때마다 부드러운 면 손수건은 반드시 여러 개 챙기자. 이때도 피부에 대고 문지르는 것보다 톡톡 두드리는 것이 좋다. 간혹 침을 너무 자주 흘린다고 목 주변에 손수건이나 턱받이를 감아두는 경우가 있는데, 이 역시 좋지 않다. 젖은 턱받이를 자주 갈아주지 않으면 아기의 턱과 목은 계속 침의 공격에 노출되어 있는 것과 같다. 식사를 할 때 사용한 턱받이나 어린이용 앞치마는 목에 자극을 주지 않도록 한 번 사용하면 바로 세탁해야 한다. 식사 중 더러워지면 바로 새것으로 갈아준다.

몇 년 전 만났던 돌이 좀 지난 아이는 턱받이와 공갈젖꼭지까지 치웠는데도 피부염이 호전될 기미가 보이지 않았다. '분명히 뭐가 있는데….' 그때 유모차에 달린 인형이 눈에 들어왔다. 슈렉마저 녹일 듯 예쁜 눈빛으로 나를 쳐다보던 아이는 유모차의 인형을 잡아 끌어 입으로 가져갔다. 나는 "유레카"를 외쳤다. 인형이 닿는 부위가 입 주변의 피부염과 정확히 일치했기 때문이다. 인형을 치우라는 처방만으로 아이의 피부염은 드라마틱하게 좋아졌다.

입 주변에 묻는 이유식도 흔한 자극 원인이다. 피부에 음식이 묻으면 알레르기가 아니어도 자극이 되어 빨개질 수 있기 때문에 면 손수건을 이용해 수시로 닦아줘야 한다. 아기의 이불이나 베개, 마스크, 목도리, 미아 방지 목걸이, 목에 고정하는 일회용 턱받이, 옷이나 턱받이의 상표, 아기용 물티슈도 주의해야 한다. 병원에만 오면 피부가 나빠지는 아기의 악화 주범이 차 안의 베이비 카시트였던 경우도 있다. 병원에 오는 차 안에서 옆으로 누워 자면서 얼굴이 계속 카시트에 닿았던 것이다. 머리카락 역시 문제가 된다. 머리를 짧게 깎고 긴 머리는 포니테일이나 틀어 올려 묶어서 피부에 직접 닿지 않도록 한다.

☺ 김지현 교수의 아토피 관리 팁 ☺

얼굴과 목 주위에 지속되는 피부염은 무언가 계속 피부에 직접 접촉하여 나쁜 영향을 주고 있다는 것을 의미한다. 침이나 음식, 공갈젖꼭지, 치발기 사용까지 모두 점검해야 한다. 간혹 공갈젖꼭지나 치발기 없이는 먹는 양을 줄이지 못하거나 잠에 들지 못해 도저히 끊을 수 없는 경우가 있다. 어쩔 수 없이 사용해야 한다면 피부 증상이 덜 나빠지도록 입과 뺨 주변 피부에 공갈젖꼭지의 날개가 닿지 않도록 고안된 제품을 사용한다. 통풍을 위한 날개 구멍이 있는 제품도 도움이 된다.

+ 더불어 전하는 팁

옷은 피부에 직접 닿기 때문에 자극이 적은 면 옷을 입히고, 모직이나 합성 섬유는 피해야 한다. 겨울에 보온성을 높이기 위해 안감 섬유를 긁어 보풀을 만든 기모 옷을 많이 입히는데, 이 역시 면으로 만든 속옷 위에 입는 것이 좋다. 가공 과정에 포함되는 여러 화학 물질이 피부에 자극이 될 수 있기 때문이다. 너무 넉넉하거나 꽉 끼는 옷도 피해야 한다.

온도와 습도에 집착하자

공기는 우리가 입고 있는 또 하나의 옷과 같다. 피부와 직접 접촉해서 짧은 시간 안에 많은 영향을 주기 때문이다. 우선 신경 써야 하는 것은 온도와 습도이다. 외래에 처음 방문한 아토피피부염 환자에게 제일 먼저 강조하는 수칙도 동일하다.

"집이 덥거나 건조하면 아토피는 나빠져요."

"감기에 걸릴까 봐 시원하게 키울 수가 없어요."

대부분 보호자의 반응은 비슷하다. 시원하게 키우면 정말 감기에 잘 걸릴까? 감기는 바이러스 감염이지, 추운 날씨에 의한 한랭 손상이 아니다. 감기를 흔하게 일으키는 바이러스는 리노바이러스, 코로나바이러스, 파라인플루엔자바이러스, 아데노바이러스 등이다. 이들 바이러스가 어떤 계절에 더 유행하는지에 따라 감기에 취약한 온도가 있는 것처럼 느껴진다. 하지만 극한의 추위로 유명한 남극과 북극에서는 감기에 잘 걸리지 않는다. 그만큼 온도보다 호흡기 바이러스의 존재와 전파가 더 중요하고, 오히려 온도보다 습도가 감기에 더 영향을 미친다. 습도가 너무 낮으면 기관지 점막이 건조해지고 호흡기를 보호하는 작은 털의 기능이 떨어져서 바이러스에 취약해지기 때문이다.

아이들은 아직 어려서 어른만큼 다양한 바이러스를 만나 몸 안에 항체를 만들지 못한 상태이다. 따라서 1년에 6~7번쯤 감기에 걸리는 일이 흔하다. 요즘 아이들은 아주 어린 나이부터 어린이집에 다니는 경우가 많아서 잦은 감기가 일상이다. 아이들이 한 공간에서 바이러스를 서로 주고받기 때문이다. 우리 아이들도 둘 다 어린이집에 들어간 첫해에는 한동안 감기가 낫지 않아 고생을 했다.

덥게 키우지 말라고 해서 굳이 춥게 키워야 하는 것은 아니다. 실내 공기의 온도는 18~23도 정도면 적당하다. 쾌적한 온도만큼이나 아이의 옷 두께도 중요하다. 너무 여러 겹 두꺼운 옷을 입히는 것도 피해야 한다. 땀이 나면 또 다른 문제를 일으키기 때문이다. 습도는 40~50%가 바람직하다. 아토피피부염은 피부가 건조해지고 염증이 생기는 병이다. 따라서 습도가 낮으면 피부의 물기를 외부로 뺏기면서 더 건조해지고 균열이 생긴다. 아토피 관리의 핵심은 피부에 수분을 공급하면서 더 이상 뺏기지 않도록 막는 것이다. 당연히 그만큼 습도 관리가 중요하다. 낮은 습도가 피부에 나쁘다는 점은 누구나 짐작할 수 있지만, 너무 높은 습도 역시 좋지 않다.

우리 연구팀에서 아토피피부염이 있는 아이의 집 50곳 이상을 방문해 환경 정밀 조사를 한 적이 있다. 눈으로 보는 것보다 더 정밀하게 조사하기 위해 적외선 카메라로 실내 벽 구석구석을 확인했다. 곰팡이나 얼룩이 맨눈으로 보이지 않아도 적외선 카메라를 이용하면 주변 온도보다 5℃ 이상 낮은 지점을 확인할 수 있는데, 습도가 높은 곳을 '물 피해water damage'로 정의한다. 대부분의 부모가 모르고 지내다가 적외선 카메라를 통해 벽, 창문 틈의 물 피해 지점을 보고 깜짝 놀란다. 무려 74%의 가정에서 아이 방에 물 피해가 확인되었다. 물 피해가 있는 가정의 아이들에게서 아토피피부염 증상이 나빠질 위험이 15배나 높았다. 공기 중의 곰팡이 수 역시 일반 가정보다 약 5배가 높았다. 습도가 지나치게 높은 주거 환경은 곰팡이가 잘 번식하고 결국 피부 증상을 악화시킨다.

일부 아이들은 날씨가 습하고 땀이 많이 나는 여름철에 유난히 피부염이 나빠지기도 한다. 잠시만 나가서 땀을 흘려도 피부가 금방 뒤집어지기 때문이다. 땀에 포함된 다양한 성분은 온도 조절, 피부 수분 유지, 면역 기능 등 피부를 좋게 하는 역할을 담당한다. 최근 일본 학자들은 아토피피부염을 땀 분비 장애라고 표현하기도 한다. 땀이 피부로 너무 많이 나오거나, 밖으로 나오지 않더라도 땀구멍 안에서 다른 조직으로 스며들면 가려움이 심해진다는 것이다. 따라서 온도와 습도가 높은 환경은 아토피 환자의 피부에는 '독'이라고 생각해야 한다. 23℃ 이하의 온도, 40~50%의 습도는 반드시 지켜야 한다. 최근 연구에서는 아토피피부염 환자의 땀에 포함된 당 성분, 단백질, 나트륨, 항균 펩티드의 양이 일반인과 다르다고 보고하였다. 이로 인해 많은 양의 땀이 아토피 환자의 피부 표면에 오래 남아 있으면 피부염이 심해지고 가려움도 악화된다. 따라서 땀이 나면 최대한 빨리 샤워하거나 젖은 수건으로 닦아야 한다. 땀으로 젖은 옷 역시 빨리 갈아입어야 한다.

실내 공기는 실외 대기의 영향을 많이 받기 때문에 일기예보에도 관심을 기울여야 한다. 아파트나 건물이 외부와 격리된 것처럼 보여도 창문, 출입문, 공조 시스템 틈을 통해서 공기가 이동한다. 실외 온도에 따라 실내 에어컨과 보일러를 조절해야 한다. 외부 습도가 높은 날은 제습기를, 습도가 낮은 날은 가습기를 사용한다. 아이가 주로 생활하는 공간에 온도계와 습도계를 두고 자주 확인해야 한다.

미세먼지 역시 백 번 강조해도 지나침이 없다. 반드시 매일매일 확인해야 한다. 아토피피부염이 가장 문제가 되는 계절을 확인하기 위해 연구를 진행한 적이 있다. 병원에 내원한 환자 590명이 매일 꾸준히 기록한 일지를 분석한 결과, 아토피피부염 증상이 가장 나쁜 계절은 봄이었다. 봄의 건조한 날씨와 함께 황사가 주요한 원인으로 작용했다. 추가 분석을 위해 환자들의 증상일지 1,880개와 서울의 25개구 대기측정소의 오염 물질 농도를 비교했다. 그 결과, 대기 중 미세먼지가 높을 경우 아토피피부염 증상이 나빠진다는 걸 확인할 수 있었다. 하루 전 피부염 증상과 비교해서 미세먼지가 $1 \mu g/m^3$ 증가하면 증상이 평균 0.4% 늘어나는 것으로 나타났다. 매일 일기예보를 통해 확인하는 미세먼지의 범위가 수십에서 수백까지임을 감안하면 미세먼지가 피부 증상에 매우 큰 영향을 주는 것을 알 수 있다. 미세먼지가 높은 날은 가능하면 외출하지 않도록 해야 한다. 마스크도 반드시 착용한다. 외출 후 샤워는 필수이고 적어도 손발이라도 잘 씻어야 한다. 대기오염 농도가 높은 날은 환기는 금물이고, 공기청정기를 사용하도록 하자.

기상청에서 제공하는 자외선 지수는 여름철 아이를 데리고 외출하기 전에 확인해야 하는 지표 중 하나이다. 자외선 역시 아토피 피부염의 악화 요인이기 때문이다. 아무리 비타민 D가 피부 장벽과 면역 기능에 좋은 역할을 하더라도 강한 햇볕에 오래 노출되면 아토피피부염은 오히려 심해질 수 있다. 따라서 자외선 지수가 높을 때는 직사광선 아래에서 오래 머물며 활동하지 않도록 한다. 가능한 실내에서 활동하는 것이 좋다. 외출할 때는 긴 소매의 옷을 입고 어린이용 자외선 차단제를 바른다. 자외선 차단제도 팔 안쪽에 소량으로 2~3일간 테스트하고 사용하는 것이 좋다.

☺ 김지현 교수의 아토피 관리 팁 ☺

★ **땀을 많이 흘렸을 때 대처 방법**

1. 손발을 씻을 때, 팔과 다리의 오금까지 잘 씻자.

2. 땀을 많이 흘렸으면 젖은 수건으로 닦자.

3. 가능한 빨리 샤워하자. 어려우면 팔, 다리라도 잘 씻자.

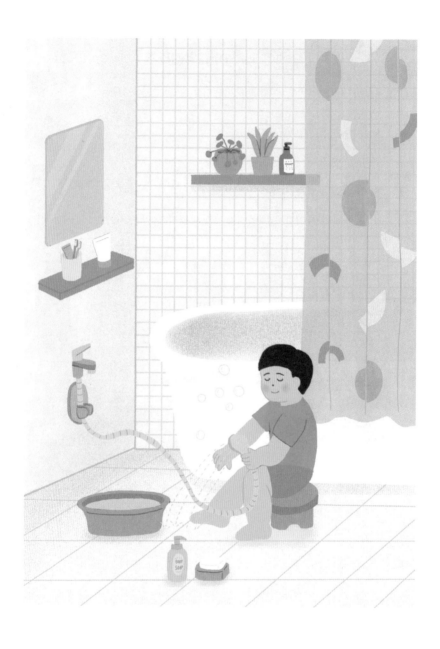

꿀 피부를 위한 현명한 목욕법

네 살 아이의 엄마에게 아이를 어떻게 씻기고 있는지 물었다.

"2~3일에 한 번 정도 통목욕을 시켜요."

"비누는 일주일에 한두 번 지저분한 곳만 살짝 써요."

"얼굴은 물로만 씻기는데요."

2~3년 이상 아이를 제대로 씻기지 않는 부모들을 많이 만난다. 막연히 비누가 나쁘다는 정보가 퍼져 있기 때문이다. 아기의 얼굴이나 머리는 세정제가 필요 없다고 생각하는 경우도 많다. 나이가 어릴 때는 얼굴을 바닥에 비비고 음식과 침을 묻히는 경우가 많아 다른 곳보다 더 지저분할 수 있는데도 말이다.

아토피피부염 관리를 위해서 청결한 피부를 유지하는 것이 무엇보다 중요하다. 아기의 몸에서 나왔어도 땀이나 눈물, 분변이 오랫동안 남아 있거나 자극하면 피부는 빨개지고 진물이 난다. 침이나 음식, 땀이 피부에 닿지 않도록 해야 하고 젖은 기저귀 역시 자주 갈아줘야 한다.

장난감이나 크레파스, 클레이, 슬라임 같은 놀잇감에 의해서 손이나 입 주변이 자꾸 자극되는 경우도 있다. 특정한 도구를 사용하고 나서 피부염이 여러 차례 나빠진다면 그 제품은 가능하면 사용하지 않아야 한다. 하지만 아이의 장난감이나 취미를 완전히 제한하는 것이 불가능한 경우가 있다. 나도 출산 전에는 추운 겨울날 얇은 공주 원피스를 입은 아이들을 이해하지 못했다. 아이를 방치하는 게 아닌가 의아했는데, 아이 둘을 키우고 나니 이해가 된다. 어쩔 수 없이 자극이 되는 제품을 사용했다면 그 직후에 피부를 빨리 닦아주고 충분히 보습제를 발라서 피부 장벽을 보호해야 한다.

아토피피부염이 있는 환자의 피부에는 황색포도알균(포도상구균)이 자주 말썽을 부린다. 이 균은 여러 독소를 만들어 내는데, 가려움, 염증, 진물, 부종을 일으킨다. 최근에는 어린아이들의 식품알레르기가 생기는 데도 관여하는 것으로 알려졌다. 헤르페스 바이러스, 전염성연속종, 말라세지아와 같은 바이러스나 진균 역시 아이들의 피부를 공격한다. 아토피 피부는 감염에 대한 방어가 잘 안 되기 때문이다. 이런 감염원을 제거하기 위해서도 규칙적인 목욕은 필수이다. 통목욕이나 샤워 중 무엇이라도 아이가 좋아하는 방법을 선택하면 된다. **약산성 세정제**를 이용해 **미지근한 물**로 **매일** 씻는 것이 가장 중요하다. 얼굴도 매일 약산성 세정제를 이용해 씻어야 한다. 특히 외출 후 돌아오면 바로 샤워를 하거나 가벼운 목욕을 한다. 여의치 않은 상황이라면 반드시 얼굴과 팔, 다리만이라도 씻어야 한다.

피부 표면은 지질층으로 되어 있어서 물로만 씻으면 침이나 땀, 세균들을 제대로 제거하기 어렵다. 따라서 비누 목욕이 필수이다. 하지만 알칼리성 비누는 피부 장벽을 더 손상시킬 수 있어 약산성인지 확인해야 한다. 약산성은 고형 비누로 만들기 어렵기 때문에 약산성 물비누를 추천한다. 개인적으로 집에서 직접 만드는 비누는 산도$_{pH}$를 맞추기도 쉽지 않고 자극이 되는 성분을 확인하기도 어렵다. 세정제는 가능하면 향과 색이 없는 제품을 손에 묻혀 사용하고 몸에 비눗기가 남지 않도록 여러 차례 물로 헹군다. 통목욕을 하더라도 입욕제 등 아무것도 섞지 않는 편이 더 낫다.

목욕물의 온도가 높으면 가려움도 심해지고 두드러기의 원인이 되기도 한다. 목욕물 온도를 30℃ 정도로 설명하기도 하지만 반드시 온도를 잴 필요는 없다. 목욕물에 어른이 손을 넣었을 때 "아이에게 조금 차갑지 않을까?", "좀 더 뜨거운 물을 섞어야 할까?" 싶은 마음이 드는 미지근한 물의 느낌이면 충분하다. 미지근한 물로 10분 정도로 씻기는 것이 제일 좋다.

때를 미는 것도 피부 장벽을 망가뜨리기 때문에 피해야 한다. 손으로 밀어서 나오는 부스러기가 있다고 때수건을 사용하는 경우가 있는데, 이때 밀려 나오는 것은 피부의 가장 바깥에 해당하는 각질층으로 피부 장벽을 유지하는 데 매우 중요한 역할을 한다.

여름은 겨울보다 덜 건조한 계절이어서 피부 관리에 자칫 소홀해지기 쉽지만, 이때도 목욕과 보습의 기본 원칙을 잘 지키는 것이 중요하다. 특히 여름철 야외 활동 이후에는 땀이 많이 나고 오염물질이 피부를 자극할 수 있기 때문에 샤워와 목욕이 더 중요하다. 아이들의 증상일지를 분석한 결과 여름철 목욕 방법을 잘 지킨 아이들의 피부 증상이 훨씬 더 많이 호전된 것을 알 수 있었다.

아토피피부염이 있는 아이들은 천식도 예방할 겸 수영을 즐기는 경우가 상당히 많다. 유명한 수영 선수가 어릴 적 천식이 있었다는 뉴스는 알레르기 환자들에게 희망으로 다가오기도 한다. 그러나 아토피피부염이 있는 환자에게 수영은 그다지 권장하지 않는다. 수영장의 염소 소독제 역시 피부를 자극하는 중요한 원인이기 때문이다. 수영장에서 피부 감염을 얻는 경우도 있다. 그래도 피할 수 없다면 수영 직후에 세정제로 잘 씻고 충분히 보습해야 한다.

아토피 때문에 따가워서 목욕이 싫다고 호소하는 아이들이 있다. 피부염이 심하지 않지만 단지 귀찮아서 목욕을 싫어하는 아이들도 있다. 아이가 거부하면 일단 아이의 싫은 감정부터 인정해주자. "목욕을 하기 싫구나. 그래도 꼭 필요한데, 어떻게 하는 게 좋겠어?" 이유를 물어보는 것도 좋다. 하지만 계속해서 거부한다면 "그래도 씻어야 해. 씻지 않으면 아토피가 더 나빠져." 얘기하고 단호하게 욕실로 데려간다. 목욕을 하지 않으면 피부 상태는 더 나빠지고 물이 닿았을 때 불편함은 더 오래 가기 때문이다. 가볍게 샤워를 마친 후에는 "피부가 깨끗해졌네", "잘했어" 칭찬한다. 아이가 좋아하는 캐릭터 잠옷이나 수건으로 즐겁게 해주어도 좋다.

유난히 감각이 예민한 아이들은 다른 아이들보다 온도가 높거나 낮은 데 민감하기 때문에 물 온도를 조절하여 아이의 반응을 살펴야 한다. 평소 덜 불편해 보이는 물 온도를 기억해 미리 준비하면 다음 목욕이 훨씬 수월하다. 바로 샤워기로 물을 쏟아내거나 탕 속으로 넣기보다 물수건으로 살살 얼굴과 손, 발부터 닦고 조금씩 물에 노출되도록 하는 것이 좋다. 머리에 물이 닿는 것을 싫어하면 몸부터 먼저 씻기고, 머리와 얼굴부터 씻는 것이 낫다면 머리를 제일 먼저 감기는 등 순서를 조절한다. 피부가 많이 건조하면 한 부위를 씻고 다른 곳을 씻기 전에 보습제를 먼저 발라서 젖은 몸이 노출되는 시간을 줄인다. 평소 좋아하는 노래를 틀어주거나 물뿌리개나 동물 모양 소품을 이용하는 것도 물과 익숙해지는 데 도움이 된다.

ⓒ 김지현 교수의 아토피 관리 팁 ⓒ

목욕을 하고 시간이 지나면 피부를 통해 날아가는 수분의 양이 많아져서 더 건조해질 수 있다. 따라서 목욕을 마치고 나면 수건으로 줄줄 흐르는 물기만 가볍게 닦아내고 최대한 빨리 온몸에 보습제를 발라야 한다. 이때 피부에 더 많은 수분이 남아 있도록 살짝 젖은 수건을 이용해도 좋다.

+ 더불어 전하는 팁

우리 연구팀의 조사에 따르면 아토피피부염 아동의 약 20%가 연수기를 사용한다고 한다. 센물, 즉 경수는 칼슘과 마그네슘 같은 양이온이 포함되어 있어서 물이 끈끈한 편이다. 주로 지하수가 해당하는데, 물에 포함된 염소나 칼슘과 같은 이온들이 피부에 자극이 될 수 있다. 거품이 잘 나지 않기 때문에 더 많은 양의 비누를 사용하게 되고 비누 성분과 금속 이온이 결합해서 헹구어도 피부에 남을 수 있다. 연수는 단물을 말하는데, 양이온이 없거나 적어서 목욕에 더 적합하게 느껴진다. 연수기는 양이온 교환수지와 필터를 이용하여 이온을 제거해서 센물을 단물로 만들어준다. 물이 미끈미끈해서 비눗기가 잘 씻기지 않고 피부에 남는 것 같다면 연수기 사용이 도움이 될 수 있다. 연수기의 긍정적인 효과를 보고한 일부 연구도 있다. 하지만 사실 우리나라의 수돗물은 경도가 그렇게 높지 않아서 연수기 사용이 필수적이지는 않다.

슬기로운 빨래 생활

경민이의 목에 생긴 아토피는 몇 달이 넘어도 좀처럼 나아지지 않았다. 공동 연구팀에서 옷의 화학 성분을 조사한다는 소식을 듣고 아이의 옷을 부위별로 분석하였다. 결과를 받아본 날, 경민이 엄마와 나는 한참 동안 말을 잇지 못했다. 옷의 목둘레 주름 사이사이에 세제 찌꺼기가 놀랄 만큼 많았기 때문이다. 이후로는 액상 세제로 바꾸고, 양도 최소한으로 줄였다. 헹굼 횟수도 한두 번 더 늘리고, 섬유유연제도 사용하지 않았다. 몇 주가 지나면서 목에 있던 피부염이 서서히 나아졌다.

이후 나는 보호자들에게 가루 세제를 액상 세제로 바꾸도록 권한다. 가루 세제는 의류에 찌꺼기를 많이 남기고, 세탁기의 헹굼 기능을 충분히 사용하더라도 잘 제거되지 않는다. 남은 세제 성분은 피부로 들어와 문제를 일으킬 수 있다. 피부가 건강한 사람들은 문제가 없더라도 아토피피부염이 있는 아이들에게는 해가 될 수 있다. 세탁물도 세탁기에 70~80% 이하로 채우는 것을 추천한다. 그래야 세제 성분을 제대로 헹구어낼 수 있다. 아주 더러운 옷이 아니라면 세제의 양도 줄이고 헹굼 기능을 한두 번 이상 추가하는 것이 좋다. 속옷, 양말, 수건까지 한꺼번에 넣고 세탁하는 것보다 종류별로 나누어 적은 양의 세제를 이용하는 것이 더 바람직하다.

특히 시접이나 옷깃, 소매 끝부분은 주름이 잡혀 있어서 세제를 완전히 제거하는 것이 더 어렵다. 여러 차례 신경 써서 헹구어야 하는 부분이다. 거칠거칠하고 주름이나 장식이 있는 부분 모두 마찬가지이다. 화려한 겉옷을 반드시 입어야 하는 날 세탁 상태에 자신이 없다면, 아이의 피부에 직접 닿는 속옷이라도 꼼꼼하게 챙겨 입히자. 면 속옷을 제대로 세탁하고 먼저 입히면 겉옷의 자극을 피할 수 있다.

새 옷이나 이불은 포름알데히드를 포함한 화학 물질이 남아 있는 경우가 많아 처음 사용하기 전에 반드시 빨아야 한다. 섬유가 모양을 유지하고 손상되지 않도록 다양한 화학 물질을 사용하기 때문이다. 특히 포름알데히드는 건물의 단열재나 벽지, 실내 가구 제조에도 자주 사용되는 새집증후군의 원인 물질이다. 우리 연구팀에서는 포름알데히드가 아토피피부염의 피부 증상 악화에 영향을 미치는지 조사한 적이 있다. 깨끗한 공기와 포름알데히드가 포함된 공기가 아토피피부염 환자와 대조군의 피부에 직접 닿았을 때 변화를 관찰하였다. 그 결과, 포름알데히드가 포함된 공기에 노출됐을 때 아토피피부염 환자군은 대조군보다 두 배 더 많은 수분이 피부에서 빠져나갔다. 수분 손실이 많아지면 피부 건조증과 가려움은 심해지고 피부 장벽도 손상된다.

집먼지진드기 관리 측면에서도 올바른 세탁은 중요하다. 알레르기에 대한 염려로 집먼지진드기 관리가 필요하다고 하면 "침대를 치울까요?" 질문하는 경우가 많다. 박사 논문 주제로 집먼지진드기와 아토피피부염 사이의 상관성을 연구한 적이 있다. 집집마다 돌아다니면서 가정의 먼지를 수거하여 분석했다. 이때 놀라웠던 점은 외국처럼 침대 자체가 진드기의 온상이 아니라 어디든 깔고 덮는 이불이 문제가 된다는 것이었다. 카펫 생활이 익숙한 외국보다 우리나라 가정은 수거되는 먼지의 양이 예상보다 적었다. 연구를 처음 시작했을 때, 생각보다 먼지가 적어 당황스러웠다. 하지만 장롱에 보관하거나 침대 위에 놓아둔 침구류의 먼지를 채집하면서 제대로 된 연구를 할 수 있겠다는 확신이 들었다. 많은 양의 먼지와, 그 먼지 속에서 집먼지진드기가 확인되었기 때문이다. 집먼지진드기를 죽이고 알레르기의 원인인 사체와 배설물까지 제거하기 위해서는 60도 이상의 고온으로 매주 1회 이상 침구류를 세탁해야 한다.

☺ 김지현 교수의 아토피 관리 팁 ☺

아이들 옷은 대부분 물 세탁이 가능하지만, 드라이클리닝을 한 경우 주의가 필요하다. 기름때를 제거하기 위해 여러 가지 유기용제를 사용하는데, 이때 남아 있는 물질들이 건강에 좋지 않다. 아토피피부염이 있는 아이들의 피부 역시 더 민감하게 반응할 수 있다. 따라서 드라이클리닝된 옷은 비닐 포장을 제거하고 하루 정도 바람에 노출시켜 유해 성분이 날라가도록 한 후 옷장에 넣어야 한다.

모유 수유가 답은 아니다

아토피에 모유가 좋다고 해서 아픈 것도 꾹 참고 가슴마사지를 받아가며 10개월 넘게 완모하고 있어요. 엄마가 먹는 음식도 영향을 준다고 해서 밀가루랑 튀긴 음식을 안 먹고는 있는데, 매일이 지옥 같아요. 돌이 되면 끊을까 했는데 알레르기도 무섭고 애착에도 좋다니까 계속 먹여야 할 것 같아요. 힘들어도 해줄 수 있는 게 이것밖에 없어서요. 언제까지 이렇게 지내야 할까요?

누군가는 얘기한다. "모유는 최고의 사랑이 담긴 하늘의 선물이다", "모유만 한 음식은 없다", "아토피 아기는 모유를 먹어야 한다" 모두 맞는 말이다. 모유는 아기에게 완전한 주식이다. 감염을 예방할 수 있는 면역 항체와 지능 발달에 필요한 성분이 충분한 식사이다. 거기에 더해 아기는 엄마 품에서 안정감을 느끼고 피부를 접촉하며 긍정적 정서를 만들어간다. 하지만 "무조건", "반드시"는 아니다.

외래에서 만나는 아토피 아기의 엄마 상당수가 아무리 힘이 들어도 모유를 쉽게 끊지 못한다. 특히 6개월 이전에는 젖을 떼는 결심이 훨씬 어렵다. 생후 3~4개월 이상 온전히 모유만 먹이면 아토피피부염과 천식 예방에 도움이 된다는 연구 결과가 엄마의 의지에 힘을 싣는다. 모유의 이로운 면역 물질이 아기의 미숙한 장 점막을 보호하기 때문이다.

하지만 모유에도 엄마가 먹는 음식 항원이 존재한다. 알레르기나 아토피피부염이 심한 아이에게는 모유의 성분이 피부 증상을 악화시키기도 한다. 따라서 모유를 먹이고 아기의 증상이 나빠진다면 엄마 역시 원인 음식을 제한해야 한다. 밀 알레르기가 있는 아기의 엄마도 밀가루 음식을 완전히 차단해야 하는 것이다.

아기의 알레르기 검사가 모두 정상이어도 엄마가 여러 가지 음식을 차단해야 하는 경우가 있다. 지연 반응으로 나타나는 알레르기는 엄마가 먹은 어떤 음식이 아기에게 영향을 미치는지 알기 어렵기 때문이다. 달걀, 우유, 밀과 같이 여러 음식 알레르기가 함께 있는 경우 엄마의 식이 제한이 여간 힘든 일이 아니다. 이때는 단유가 오히려 아이에게 도움이 된다. 실제 피부염이 심한 아기가 약도 잘 바르고 피부 관리도 완벽한데 증상 호전이 없을 때는 모유를 끊는 처방으로 좋아지기도 한다.

여러 가지 음식을 차단하는 금욕 생활은 수유를 하는 엄마에게 고문과도 같다. 아기를 돌보는 일도 힘든데, 먹고 싶은 음식을 몇 달 동안 참아야 하는 일은 거의 불가능에 가깝다. 모유 수유를 하는 엄마는 더 많은 열량과 단백질, 칼슘 섭취가 필요하다. 제한 식이로 엄마의 건강 상태가 좋지 않다면, 모유를 통해 영양을 공급받는 아기의 건강에도 문제가 된다. 엄마가 행복해야 아기도 행복하다. 모유 수유가 엄마의 건강이나 심리 상태에 나쁜 영향을 준다면 모유를 중단하는 게 아기에게도 훨씬 이득이다.

나 역시 큰아이의 경우 모유를 한 달밖에 먹이지 못했다. 신생아 중환자실에서 인공 젖꼭지에 완전히 익숙해져 퇴원했기 때문이다. 집에서 새롭게 젖을 물려봤지만 아기는 내내 울기만 하고 숨이 가쁘기 일쑤였다. 유축해 먹이다 보니 젖의 양이 점차 줄어 오래 먹일 수가 없었다. 이때를 생각하면 모유를 길게 먹이지 못하는 엄마들의 미안함이 충분히 이해가 된다. 하지만 육아 방법은 상황에 따라 유연하게 적용할 수 있다. 애착에 나쁜 영향을 줄까 두려워하는 엄마들도 많다. "저도 한 달밖에 못 먹였어요. 그래도 우리 아들이랑 사이 좋아요. 모자 관계가 모유 수유만으로 이루어지는 건 아니에요." 내 말에 엄마들은 조금 안도하는 표정이다.

모유 수유가 번아웃이 될 정도로 힘들다면 아기에게 알레르기가 없어도 분유로 바꾸는 것이 도움이 된다. 아토피를 가진 아이를 케어하는 일은 두세 배의 에너지가 필요하다. 목욕과 보습, 약 사용까지 온종일 신경을 곤두세우고 몸을 움직여야 한다. 모유 수유에 들어가는 엄마의 에너지를 아끼고 저축해서 피부 관리에 쓰는 것이 아토피 치료에 더 효과적일 수 있다. 엄마가 힘들어 버거운 순간, 더 이상 모유는 하늘이 내린 선물이 아니다.

아기에게 아토피가 있어도 식품알레르기로 진단받은 경우가 아니라면 모유 수유를 하는 엄마가 특정한 음식을 제한할 필요는 없다. 예방 차원에서 제한하는 경우도 있는데 엄마가 달걀, 우유, 밀을 제한한다고 모유를 먹는 아기에게 식품알레르기가 예방되지 않는다. 수유를 하는 엄마가 조심해야 하는 음식은 특별히 없지만, 음주나 하루 세 잔 이상의 과도한 카페인 섭취는 아기의 건강에 영향을 줄 수 있다. 마찬가지로 먹이 사슬 위쪽의 큰 생선이나 미역국의 과도한 섭취는 중금속과 요오드 과잉 섭취에 대한 우려로 피하는 것이 좋다.

아기에게 유제품이나 여러 가지 음식에 알레르기가 있다면 알레르기 특수분유를 먹여야 한다. 우유 단백질을 면역 체계가 알레르기 항원으로 인식하지 않도록 가수분해시켜 입자를 작게 만든 것이다. 알레르기 질환을 예방하기 위해서 '부분 가수분해 분유'를 먹이기도 하지만, 이미 우유 알레르기가 생긴 아기에게는 입자가 더 작은 **'완전 가수분해 분유'**나 **'아미노산 분유'**를 먹여야 한다. 우유 알레르기가 있으면 산양유에도 알레르기가 있을 가능성이 높기 때문에 먹이지 않는 것이 좋다. 콩으로 만든 조제유도 식물성 에스트로겐에 대한 우려로 생후 6개월 이전에는 권하지 않는다.

적어도 3~4개월 이상은 모유 수유를 유지하는 것이 좋다. 그

것도 안 되면 초유라도 먹이길 권한다. 하지만 아기에게 여러 가지 식품알레르기가 있거나 엄마가 너무 힘들어 모유 수유를 지속하기 어려운 경우라면 단유도 괜찮다. 얼마든지 대안이 있다. 지금 아기에게 해줄 수 있는 일들에 최선을 다하는 것으로도 충분하다.

☺ 김지현 교수의 아토피 관리 팁 ☺

특수분유는 맛과 향이 모유와 다르기 때문에 처음에는 아기가 거부하고 잘 먹지 않을 수 있다. 특히 6개월 이상 엄마 젖에 익숙했던 아기들은 새로운 젖병으로 새로운 맛의 분유를 접하면 걱정스러울 만큼 거부하기도 한다. 부모는 아기에게 새로운 젖병에 익숙해질 수 있는 기회부터 주어야 한다. 처음에는 모유를 젖병에 담아 인공 젖꼭지의 느낌과 빠는 방법에 적응하도록 배려해주었다가 점차 (10:0 → 9:1 → 8:2 ··· → 2:8 → 1:9 → 0:10) 특수분유의 양을 늘려서 아기가 조금씩 익숙해지도록 한다. 그래도 아기가 거부한다면 웬만큼 적응할 때까지 특수분유에 올리고당을 섞어 먹여도 괜찮다. 특수분유를 먹는 초기에 묽은 변을 자주 보기도 하는데 피부가 많이 헐거나 몸무게가 잘 늘지 않는 경우가 아니라면 대부분 괜찮다.

스트레스는 피부에 어떤 영향을 미칠까?

동생이 태어나고 엄마 관심을 빼앗긴 아이가 스트레스를 받아 내내 몸을 긁는다고 호소하는 경우가 있다. 부모와의 갈등으로 아토피피부염이 나빠진다는 사춘기 청소년 역시 자주 만난다. 집에서 받는 스트레스가 피부에 독이 되는 거다. 틀린 말은 아니다. 스트레스는 우리 몸에서 부신피질자극호르몬 방출호르몬, 뉴로텐신, 신경전달물질을 만들어서 알레르기 반응에 중요한 비만세포를 자극한다. 비만세포는 가려움과 피부염을 악화시킨다. 또 스트레스 환경에서는 긁는 것을 자제하기 어렵다는 연구 결과도 있다. 예민한 느낌만으로 가려운 게 아니라 실제 우리 몸의 신경과 면역 체계에 변화가 생기면서 증상이 나빠지는 것이다.

병원에서 만난 귀한 인연 중에 유정이를 빼놓을 수 없다. 유정이는 피부 관리도, 약도 열심히, 그야말로 성실 그 자체였지만 외고에 입학하고 시험 기간만 되면 엄청난 스트레스가 다 피부로 뿜어져 나오는 것 같았다. 그래도 급성 증상이 있을 때마다 약의 도움을 받으며 원하던 대학에 합격했다. 그녀의 피부는 대학에 입학한 후에도 쉽사리 좋아지지 않았다. "선생님, 대학에 가면 피부가 좋아질 줄 알았는데, 제 피부는 왜 그대로일까요?" 가장 큰 이유는 대학에 들어간 후에도 이어진 학업 스트레스였다. 별 호전이 없던 그녀에게 큰 걱정거리가 생겼다. 미세먼지 농도가 높은 시기에 중국으로 어학 연수를 떠나게 된 것이다. 새로운 걱정으로 유정이의 피부염은 한동안 더 나빠졌다. 나는 일단 입원 치료로 피부 증상을 최대한 좋게 만들었다. 먹는 약과 바르는 약을 종류별로 처방하고 언제 어떻게 사용할지를 교육해서 유정이를 '반 의사' 수준으로 만들었다. 심할 때를 대비해서 드레싱 방법도 알려주었다.

"이만큼이나 알고, 무기도 최대한 가지고 있으니까 두려워하지 마. 너무 걱정하면 피부에 더 나빠. 너는 스트레스에 예민하잖아."

두려움을 완전히 떨치지 못한 것 같은 그녀에게 내 이메일 주소를 적어주었다. 불안을 줄여주는 별것 아니면서도 특별한 처방이었다.

"유정아, 걱정하지 마. 너한테 오는 메일을 제일 우선으로 볼게. 사진을 같이 보내면 네가 가지고 있는 약을 어떻게 쓸지 알려줄게. 거기서도 나와 소통할 수 있다고 생각하면 스트레스도 좀 덜하지 않을까?"

그렇게 유정이는 만반의 준비 후 중국으로 떠났다. 소식이 없어 다행이라고 생각했던 내게 두 달 만에 그녀의 이름으로 메일이 도착했다. 피부염이 심해졌나, 가슴이 철렁했다.

선생님, 안녕하세요~

저 유정이에요. 잘 지내시나요? 혹시나 걱정하신다면 안심하셔도 돼요. 잘 지내고 있다고 안부 전해드리려고 한 거니까요! 출국 전날 진료 받으면서 걱정 많이 했는데 놀랍게도 여기 도착하고 4일 정도 후에 완전히 좋아졌어요. 이제 두 달이 다 되어가는데 아토피 때문에 문제된 적은 한 번도 없었어요. 여기서 생활도 잘하고 스트레스도 덜 받아서 그런 것 같아요. 진짜 무섭고 걱정됐는데 이제는 너무 좋아서 한 학기 더 있고 싶다는 생각도 들어요. 정말 정말 감사합니다. 며칠 전에는 혼자 북경 여행도 3박 4일로 다녀왔어요, 만리장성도 보여드릴 겸, 제 안부도 사진으로 알려드리고 싶어서 함께 보내드려요. 아직 두 달이 남았지만 관리 잘 하고, 약도 잘 챙겨 먹으면서 건강히 귀국하겠습니다! 감사합니다 선생님. :)

그녀의 피부에는 스트레스가 미세먼지보다 더 지독했나 보다. 마음의 스트레스가 사라지자 꿀 피부를 얻었다. 귀국 후 취업 스트레스와 함께 몇 번의 악화가 더 있었지만, 힘겨운 아토피를 잘 극복했던 경험과 성실한 태도를 바탕으로 아주 멋진 젊은이로 성장했다. 직장에도 들어가 성과도 인정받으며 잘 지내고 있다.

과도하게 예민하고, 아이를 통제하려는 부모 역시 아이의 스트레스 지수를 높이고 피부를 더 나쁘게 만든다. 첨가물이 많은 음식이 아토피를 나쁘게 한다고 아이가 좋아하는 간식을 모두 끊고 절대로 허용하지 않는 경우도 많다. 부모와 아이 모두 스트레스를 줄이기 위해서는 규칙과 유연성 사이의 균형이 필수이다. 당연히 기본적인 몇 가지 규칙은 반드시 지키도록 해야 한다. 하지만 규칙을 지킨다면 다른 부분은 어느 정도 허용하는 여유가 필요하다. 첨가물이 분명한 악화 인자라 하더라도 아이가 정말 좋아하는 음식이라면 일주일에 한 번 정도는 허용해줘도 괜찮다. 위험한 상황이 생기는 것이 아니라면 말이다.

아이의 마음이 위축되어 있다면 스스로 표현할 수 있도록 도와주어야 한다. "오늘 유치원에서 우리 ○○이만 빵을 먹지 못해서 속상했겠다", "같이 먹고 싶었을 텐데 잘 참는 모습이 진짜 씩씩하다" 부모가 알아주는 것만으로도 아이에게는 큰 힘이 된다. "다음에는 선생님에게 물어보는 것도 좋은 방법이야. '선생님 저는 빵을 먹지 못하는데 대신 먹을 수 있는 간식이 있나요?' 이렇게 물어봐", "병원에 가서 새로운 치료가 있는지 물어보자." 공감과 더불어 대안도 제시해주면 좋다.

아토피가 심한 아이를 키우다 보면 피부 증상에 집착하고 부모도 아이도 스트레스를 받는다. 나빠진 피부 증상 자체가 다시 심리적 스트레스로 작용한다. '나쁜 환경 요인 → 피부 증상 악화 → 스트레스 → 피부 증상 악화 → 스트레스 → 피부 증상 악화' 고리에서 벗어나려면 아토피피부염을 있는 그대로 받아들이는 여유 있는 자세도 필요하다. 마찬가지로 아이의 스트레스를 날리고 부모의 불안과 걱정을 줄일 수 있는 계기를 마련하는 것이 좋다. 가족 나들이를 계획해도 좋고 가족이 함께 심리 상담을 받는 것도 좋다.

가끔 진료실에서 유정이를 만나면 과거에 본인을 괴롭히던 아토피가 인생 항로에 얼마나 도움이 되었는지 얘기하곤 한다. 지금 괴로운 터널에서 아이와 힘겨운 사투를 벌이고 있는 부모들은 이해하기 어려울 수 있다. 하지만 인생에 어쩔 수 없는 일들을 받아들이면서, 극복하기 위해 최선을 다했던 과정이 지금의 본인을 만들었다고 그녀는 얘기한다. "어차피 인생에서 원하는 모든 것을 가질 수는 없으니까요. 아토피를 통해서 내 마음대로 인생을 조정할 수는 없다는 걸 배운 것 같아요"라고 성숙한 모습을 보여주기도 한다. 아픈 청춘이었던, 그리고 지금은 극복해서 멋지게 성장한 그녀를 보면 나는 뿌듯하고 자랑스럽다.

☺ 김지현 교수의 아토피 관리 팁 ☺

너무 경쟁적인 놀이나 운동 역시 아이에게 스트레스 요인이 될 수 있다. 특히 승부욕이 강한 아이들은 더 그렇다. 조금만 점수가 낮아도, 지고 나서 견디지 못하는 아이들이다. 울고 화낸 이후에는 어김없이 피부도 나빠진다. 이런 아이들에게는 여러 명이 함께 하는 스포츠보다 혼자 하는 스포츠가 도움이 될 수 있다. 인라인스케이트나 줄넘기 같은 운동을 하는 것이 좋다.

새로운 키워드, 환경

승민이의 아토피피부염은 이사 후 걷잡을 수 없이 나빠졌다. 부모는 아이의 피부가 걱정돼서 지은 지 5~10년 정도 되는 아파트를 골랐다. 가구도 거의 사지 않았고, 벽지와 바닥재도 모두 비싼 친환경 제품을 이용했다. 유명한 업체에서 베이크아웃(신규 주택에서 실내 온도를 높여 포름알데히드 같은 유해 가스나 물질을 제거하는 일)과 진드기 케어 서비스도 받았다. 그런데 이사 후 일주일쯤 지나면서 승민이의 가려움은 심해졌고 약을 바르는 날보다 바르지 않는 날을 꼽는 것이 훨씬 쉬웠다. 승민이의 부모는 그동안의 수고가 물거품이 된 것 같아 울먹이는 얼굴로 병원을 찾았다.

승민이 부모의 걱정처럼 새집이나 리모델링과 같은 실내 환경 인자는 아토피피부염이 나빠지는 데 영향을 미친다. 실내 공기질과 아토피피부염의 상관관계를 알아보기 위해 어린이집 한 곳을 1년 동안 관찰한 적이 있다. 이 어린이집은 원생 중 약 40% 정도가 아토피피부염을 앓고 있었고, 연구 기간 동안 한 차례 신축 건물로 이사했다. 새로 이사한 곳은 공장이나 큰 도로와 거리가 있어 좋은 위치로 평가되었다. 1년 동안 이사 전과 이사 후에 정기적으로 실내 오염 물질을 측정하면서 아이들의 피부 증상을 관찰했다. 그 결과

미세먼지, 총휘발성유기화합물, 벤젠이나 톨루엔, 이산화질소 등과 같은 오염 물질의 농도가 이사한 직후 급격히 올라갔다. 적극적으로 환기를 시키는 베이크아웃을 하면서 6개월 동안 오염 물질 농도는 천천히 낮아졌다.

〈오염 물질 배출원〉

미세먼지	휘발성유기화합물	포름알데히드
자동차, 산업 활동, 모든 실내 활동, 흡연 등	석유 정제 공정, 페인트, 가구나 장식재, 건축 마감재, 청소용 세척제, 연소 과정 등	단열재료, 석고보드, 합판, 접착제, 방부제, 방충제, 방염 가공제, 가구, 카펫, 커튼, 의류 등

아이들의 피부 증상은 실내공기의 오염 물질 변화에 따라 증가하거나 줄어들었다. 기존 어린이집에서 가려움을 보인 아이들 비율은 32%였지만, 이사 직후에는 44%로 늘어났다. 환기를 하고 일정 기간이 지난 후에야 35%로 줄었다. 실내에서 지내는 시간이 하루 중 80% 이상이나 된다는 점을 생각하면 그리 놀라운 일은 아니다.

이 결과는 새 건물에서 피부 증상이 나빠지는 것 같다는 느낌을 객관적으로 증명한 것이다. 피부가 나빠지기 전에 미리 환경 관리를 하는 것이 증상이 생긴 이후에 조치하는 것보다 더 효율적이다. 친환경 제품이라 하더라도 휘발성유기화합물 배출에서 완전히 자유로울 수 없다. 환기와 베이크아웃 등 새집증후군을 예방하기 위한 노력은 오랜 기간 여러 차례 필요하다.

우리 병원에서는 친환경 자재를 이용하고 알레르기 항원과 대기오염 물질을 제거한 아토피 병실을 운영해왔다. 아토피 병실에 입원하고 피부가 많이 좋아진 승민이는 퇴원한 이후 상태가 다시 나빠졌다. 승민이의 집을 분석한 결과 집먼지진드기, 이산화질소, 미세먼지, 휘발성유기화합물, 실내 곰팡이 농도가 높았다. 가정 환경을 함께 조사했더니 가스레인지를 사용할 때 미세먼지와 이산화질소의 농도가 매우 높아지는 것으로 나타났다.

승민이 집에는 몇 가지 솔루션을 제공하였다. 우선 제대로 된 방법으로 베이크아웃을 반복하고 아이가 주로 생활하는 방과 거실에는 헤파필터가 장착된 공기청정기를 사용하도록 했다. 공기청정기만으로 가스상 물질까지 완벽하게 제거하기는 어렵기 때문에 대기 상태가 좋은 날에는 마주 보는 창문을 함께 열어 하루 한 시간 이상 환기하도록 했다. 조리 중에는 창문을 열거나 환기팬을 켜도록 하였다. 눈에 보이는 욕실 곰팡이도 제거하고 벽장과 신발장에는 제습제를 사용하도록 했다. 집 안의 온도는 23도 이하, 습도 역시 50%를 넘지 않도록 했다. 여름에는 에어컨을 사용하기 전에 필터를 반드시 청소하도록 했다. 부모의 노력과 함께 승민이의 아토피피부염도 서서히 좋아졌다.

"미세먼지가 나쁜 날 나가도 별 문제가 없던데…" 하는 경우도 있는데, 이 역시 가능한 일이다. 환경의 영향은 개인에 따라 계절에 따라 그 민감도가 다르기 때문이다. 대기오염의 영향은 알레르기 식품처럼 노출되자마자 바로 나타나는 것이 아니라 2~3일까지도 지연 반응으로 늦게 나타나는 경우가 있어서 영향을 받는지조차 모르는 경우가 흔하다. 그렇다고 해서 아이들에게 괜찮다는 의미가 아니다. 오히려 어린이는 체중에 비해 체표면적이나 호흡률도 높기 때문에 환경에 민감한 연령층으로 생각해야 한다. 대기오염에 대한 관심은 현대사회를 살고 있는 구성원 모두의 의무이다.

집먼지진드기 역시 아토피피부염을 악화시킨다. 집먼지진드기는 피부 비듬이나 부스러기를 먹고 살기 때문에 아토피피부염 환자의 몸에서 발견되기도 한다. 진드기의 분변이나 사체가 알레르기를 일으키는 원인이 된다. 한때 연구용으로 집먼지진드기를 키운 적이 있었는데, 곰팡이가 함께 자라는 바람에 여러 차례 실험을 망쳤다. 그만큼 집먼지진드기와 곰팡이는 따뜻하고 습한 환경에서 잘 번식

한다. 집먼지진드기를 없애기 위해서 흔히 대기 중의 습도만 신경 쓴다. 하지만 진드기가 살고 있는 카펫이나 소파, 매트리스, 의복의 습도가 더 중요하다. 건조한 환경에서도 진드기가 죽는 데 2개월이 소요되고, 카펫, 소파, 매트리스에서 진드기 농도가 떨어지는 데는 훨씬 긴 시간이 필요하다. 따라서 환경 관리는 단기간이 아니라 꾸준히 해야 한다.

이제는 반려동물을 빼놓고 실내 환경을 얘기할 수 없다. KB 경영연구소의 2021 한국 반려동물 보고서에 따르면 반려동물을 기르는 가구가 전체 인구 중 약 30%를 차지한다고 한다. 집에서 함께 생활하는 고양이나 개는 이제 식구나 마찬가지이다. 하지만 알레르기 검사에서 동물에 반응이 있고, 피부 증상이나 천식, 비염과 연관된다면 동물을 피하는 것이 바람직하다. 이때는 동물과 만나는 시간을 줄이는 것이 아니라 완전히 없애야 한다. 동물의 털 길이, 성별, 종, 중성화 여부, 분만 여부, 실내에서 머무는 시간을 변화시켜도 알레르기 증상 조절은 쉽지 않다. 상황이 여의치 않다면 방 안으로 동물이 들어오지 않도록 하고 자주 목욕을 시켜야 한다.

☺ 김지현 교수의 아토피 관리 팁 ☺

★ **집먼지진드기 농도를 낮추는 환경 관리 방법**

1. 방을 자주 환기시킨다.

2. 침대 매트리스와 베개는 진드기가 통과하지 못하는 덮개를 씌운다.

3. 침구류는 1~2주 마다 60℃ 이상의 뜨거운 물로 세탁한다.

4. 헤파필터나 필터백이 부착된 진공청소기로 매일 청소한다.

5. 물걸레 청소를 쉽게 할 수 있는 바닥재를 깐다.

6. 카펫이나 직물은 바닥에 깔지 않는다.

7. 천으로 된 소파나 실내 장식품 등은 치운다.

8. 실내 온도는 18~23℃, 실내 습도는 40~50%로 유지한다.

+ **더불어 전하는 팁**

공기 정화 식물은 벤젠, 톨루엔, 에틸벤젠, 자일렌, 포름알데히드와 같은 오염 물질의 농도를 줄여서 환경을 쾌적하게 만드는 효과가 있다. 또 이런 효과는 식물이 여러 개일 때, 햇볕이 잘 드는 곳에 둘 때 증가한다. 가장 대표적인 공기 정화 식물은 아글라오네마, 파키라, 벤자민, 고무나무, 산세비에리아 등이다. 하지만 먼지와 곰팡이가 쌓이면 오히려 호흡기와 알레르기에 나쁜 영향을 줄 수 있으므로 식물의 잎을 자주 닦아주는 관리가 필요하다.

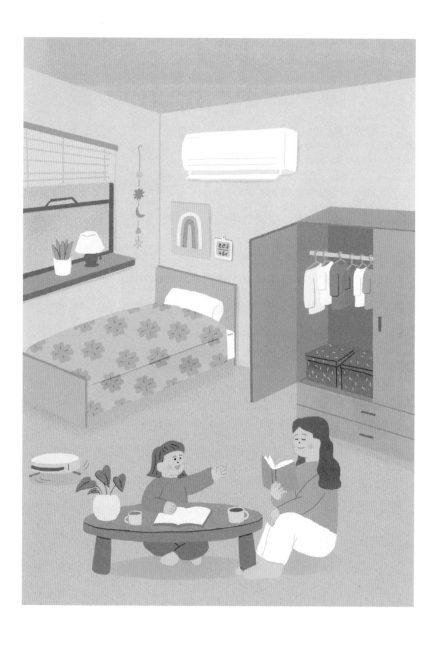

염증이 치료의 핵심 - 스테로이드, 알고 쓰자

아이가 돌 즈음에 아토피 진단을 받았어요. 처음엔 스테로이드 연고를 조금씩 사용했는데 금방 좋아졌어요. 그런데 다시 나빠지는 것 같고 부작용이 무서워서 사용하지 않았어요. 평생 좋아졌다, 나빠졌다 반복하고 부작용을 걱정하며 살아야 할까 봐 걱정이에요.

아토피를 가진 아이를 키우면서 호전과 악화를 반복해 겪다 보면 이런 걱정이 생기는 것이 당연하다. 강도 높은 스테로이드제를 오랫동안 바르면 피부가 위축되고 모세혈관이 확장되거나 여드름이 생긴다. 하지만 부위에 따라 사용량과 방법을 잘 지키면 바르는 스테로이드제를 무서워할 이유가 없다. 기전과 부작용을 알고 제대로 사용하면 우리 아이를 아토피 염증에서 지키는 비장의 무기로 활용할 수 있다.

우리가 흔히 스테로이드라고 부르는 약제는 부신피질호르몬제를 의미한다. 이름에서 알 수 있듯이 콩팥 위에 있는 부신에서 만들어지는 호르몬의 한 종류이다. 오전 8시경 가장 많이 분비되는데, 우리 몸의 시스템을 정상적으로 유지하는 역할을 한다. 스테로이드제는 염증 질환에 사용된 역사가 매우 길어서 그 효과와 부작용이 잘 알려져 있다. 물론 스테로이드를 먹는 약이나 주사로 장기간 사용하면 부작용이 생긴다. 위궤양, 골다공증, 당뇨병, 쿠싱증후군과 같은 우려할 만한 부작용이다. 그래서 이런 약을 장기간 사용하는 경우는 폐출혈이나 류마티스처럼 심한 만성 질환에 국한된다. 질병 자체의 합병증이 약의 부작용보다 훨씬 더 무서운 경우이다. 따라서 염증 억제 효과는 유지하고 부작용은 줄이기 위해서 '국소적'으로 사용하는 스테로이드 약제가 개발되었다.

약한 강도의 스테로이드 연고는 부작용도 적고 피부염에도 잘 듣는다. 강도가 제일 낮은 약물은 수개월 동안 매일 사용해도 특별한 이상이 없다는 보고가 있을 정도다. 그렇다고 매일 주구장창 바르는 경우는 거의 없다. 만에 하나 부작용이 생겨도 강도가 낮은 약으로 바꾸거나 약의 사용을 중지하면 회복되는 경우가 대부분이다. 약물의 효과가 좋다는 이유로 무서워서 사용하지 않고 그대로 두겠다는 것은 냉정한 판단이 아니다. 제대로 된 방법을 지켜서 일단은 피부 증상을 빨리 가라앉혀야 한다.

약을 끊으면 금방 나빠지고 다시 썼을 때 잘 듣지 않는 것 같다는 얘기도 많이 듣는다. 이런 문제는 스테로이드제의 강도 선택과 사용 기간이 적절하지 않은 경우가 대부분이다. 강도가 낮은 스테로이드제는 증상이 심해지기 전에 사용해야 한다. 불이 난 초기에는 작은 소화기만으로도 불길을 잡을 수 있다. 하지만 번지고 커지면 소방차나 헬기를 동원해야 한다. 가급적 강도가 낮은 스테로이드제를 사용하고 싶다면 초기에 시작해야 한다는 의미이다. '초전박살'을 기억하자. 증상이 심할 때가 아니라 붉은 기운이 막 생기기 시작할 때 사용해야 약이 잘 듣는다. 사용 기간도 중요하다. 피부염이 완전히 좋아지지 않았는데 약을 너무 빨리 끊으면 당연히 금방 다시 나빠진다. 군불 정리까지 완벽해야 한다.

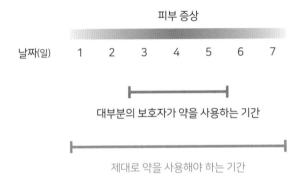

먹는 약은 처방된 양이나 횟수를 지키지 못할까 봐 여러 차례 확인하면서, 바르는 스테로이드제는 무조건 적게 바르려는 경향이 있다. 대부분 아주 조금 덜어서 최대한 넓은 곳에 펴 바른다. 먹는 약이 우리 몸에서 농도를 일정하게 유지하는 게 중요한 것처럼 바르는 스테로이드제도 용량과 사용 횟수를 지키는 것이 중요하다.

그래야 효과는 높이고 재발은 줄일 수 있다. 염증의 불길이 심하게 번지고 나서야 약을 시작하면 몇 주일 혹은 몇 개월 계속해서 사용해야 한다. 오히려 스테로이드제의 부작용 위험도 커진다. 필요할 때는 그 양을 충분히 바르고 증상이 호전되면 병원의 지시대로 조금씩 줄이거나 끊어야 한다.

그럼 얼마나 사용하는 것이 적당한 양일까? 연고는 어른의 손가락 한 마디만큼 짜서 손바닥 두 개에 해당하는 범위에 바른다. 양 손바닥에 문질러서 그 손으로 아이 피부에 바르라는 의미가 아니다. 어른 손바닥으로 면적을 가늠할 수 있다는 의미이다. 로션으로 된 약이라면 50원짜리 동전만큼 짜서 손바닥 두 개에 해당하는 범위에 바를 수 있다.

스테로이드제는 약마다 강도, 즉 세기가 모두 다르다. 강도를 숫자 등급으로 나누는 경우 1등급이 가장 높고 7등급이 가장 낮은 단계이다. 스테로이드가 흡수되는 양은 약의 강도와 피부 두께에 따라서 결정된다. 손바닥이나 발바닥처럼 피부가 두꺼운 곳은 강도가 낮은 스테로이드제를 바르면 흡수되지 않아 소용이 없다. 당연히 스테로이드제의 효과도 부작용도 잘 나타나지 않는다.

증상과 부위에 따라 강도가 낮은 약을 길게 바르는 것보다 센 약을 단기간 쓰는 게 효과와 부작용 면에서 더 나을 수 있다. 증상이 나아지면 빨리 약한 약으로 바꾸었다가 유지하면서 끊고 일반

피부 관리법으로 돌아가면 된다.

　바르는 약도 로션, 연고, 크림의 형태로 나눌 수 있다. 연고는 끈적끈적한 기름과 같은 성분으로 만들어져 있고, 로션은 물이나 알코올 같은 용액에 약 성분이 섞여 있다. 로션 타입의 약은 병변이 넓거나 진물이 나거나 피부가 접히는 부위에 사용하기 편하다. 반대로 연고는 부위가 좁고 진물이 없는 곳에 바르는 것이 효과적이다. 연고나 크림을 발랐을 때 느낌이 너무 싫어서 아이가 거부한다면 로션으로 대신해도 괜찮다.

　연고는 끈적끈적한 기름 성분이기 때문에 적어도 하루에 한 번은 세정제를 이용해 씻어 먼지나 때가 끼는 것을 막아야 한다. 제대로 씻고 다시 바르지 않으면 피부에 자극이 돼서 오히려 피부염을 더 악화시키기도 한다. 보습제든 약이든 로션 타입을 먼저 바르고 연고제를 발라야 한다. 연고를 먼저 바르고 로션 제형을 바르면 연고의 밀폐 효과 때문에 이후에 바르는 보습제나 약이 제대로 흡수되지 않는다. 만약 약과 보습제 모두가 동일한 제형이라면 약을 먼저 바르고 보습제를 바른다. 이런 과정이 헷갈린다면 그냥 약을 먼저 바르고 보습제를 발라도 된다.

　아토피피부염은 염증 질환이고, 염증 치료의 핵심은 스테로이드제이다. 바르는 스테로이드제를 제대로 된 방법으로 사용하면 부작용 염려 없이 아이의 증상을 훨씬 편하게 할 수 있다. 밤새 모기에 한두 군데만 물려도 그날 밤은 끝장이다. 가려워 미칠 것만 같고, 피를 낼 만큼 긁어도 만족스럽지 않다. 모기에 수십 군데는 물린 것 같은 가려움이 몇 날 며칠 이어지는 아이의 가려움을 가늠할 수 있을까? 잠 못 이루는 밤은 낮 동안의 생활에도 영향을 미친다. 지금 내 아이를 편하게 할 수 있는 가장 합리적인 방법이 무엇인지 생각하면 답이 보인다.

<국소 스테로이드제의 세기>

* 연구나 문헌마다 차이가 있다

세기	성분 이름	제품 이름
매우 강함	Clobetasol propionate 0.05%	더모베이트 연고, 데마론 크림, 도모호론 연고, 베타베이트 연고 등
	Diflorasone diacetate 0.05%	디프라 크림 등
	Diflucortolone valerate 0.3%	네리소나 연고, 디푸코 연고 등
	Desoxymethasone 0.25%	데타손 연고 0.25% 등
	Fluocinonide 0.05%	라이덱스 크림 등
	Halcinonide 0.1%	베로단 연고 등
	Mometasone furoate 0.1%	더모타손 연고, 라벨리아 연고 등
강함	Difluprednate 0.05%	리베카 크림 등
	Fluocinonide 0.05%	라이덱스 크림 등

	Fluocinolone acetonide 0.025%	플로린 크림 등
중간	Methylprednisolone aceponate 0.1%	아드반탄, 프레반탄 연고 등
	Clobetasone butyrate 0.05%	아미솔 크림, 유모베이트 크림 등
	Prednicarbate 0.25%	더마톱, 베이드 크림, 보드미 크림, 아토톱 크림, 카르손 크림, 티티베 연고 등
	Triamcinolone acetonide 0.1%	트리암시놀론 크림, 트리코트 크림, 티엘 크림 등
약함	Prednisolone valeroacetate 0.3%	레비손 크림, 리도멕스, 베로아 크림, 보송 크림 등
	Desonide 0.05%	데소나 로션, 데소덤 로션, 데소크린 로션, 데스오웬, 데스원 로션 등
	Hydrocortisone 1%	락티손, 락티케어, 하이로손, 하티손 등

☺ 김지현 교수의 아토피 관리 팁 ☺

바르는 약은 6개월이 지나도 1년이 지나도 남는 경우가 많다. 제대로 양을 지켜 사용하지 않은 경우도 있고 개봉한 약을 오랫동안 두고 지내는 경우도 있다. 유통기한이 몇 달 혹은 몇 년이 지난 경우도 허다하다. 먹는 약도 몇 달에 한 번씩 처방을 받다 보면, 오래 전에 받은 약을 계속 보관하는 경우가 많다. 먹는 약과 바르는 약 모두 개봉하면 음식처럼 오염되거나 변질될 수 있다. 사용한 지 3~4개월 정도 지났으면 버리고 새로운 약으로 바꾸는 것이 좋다.

+ 더불어 전하는 팁

서진이는 아토피피부염이 나빠져도 연고를 바르기 어려웠다. 약을 바르는 부위마다 붉어지고 수포까지 생겼기 때문이다. 보습제에도 반응이 생겨서 새 화장품이나 약을 바르지 못해, 첩포시험(패치 테스트patch test)을 받도록 했다. 아니나 다를까 바르는 연고와 보습제 모두에 강양성 반응으로 심하게 부풀어 오르고 수포까지 나타났다.

알레르기 피부 시험이나 혈액 검사는 주로 즉시형 알레르기의 원인을 찾는 데 비해 첩포시험은 지연형 알레르기나 접촉피부염의 원인을 찾는 데 유용하다. 첩포시험은 의심되는 물질을 팔이나 등에 붙이고 2~3일 후에 피부 반응을 살피는 방법이다. 보습제, 연고, 금속 물질처럼 환자의 피부에 직접 닿는 성분에 대한 평가 방법으로 의미가 있다. 의심되는 물질을 팔 안쪽에 바르고 2~3일 경과 관찰하는 자가 테스트도 가능하다. 하루에 한두 번씩 꾸준히 1~2주 정도 발라도 괜찮다. 아토피피부염이 있는 아이들에게 보습제나 연고를 바꾸거나 바르는 약물에 대한 반응이 의심될 때 이 방법을 먼저 사용하기를 추천한다.

아토피 처방전 이해하기

"아토피피부염 약은 독하다"는 오해가 많다. 하지만 독한 약이 아니어도 치료 목표와 약의 작용이 잘 맞으면 병은 쉽게 개선된다. 아토피 염증은 매우 가려워서 긁으면 피부가 갈라지고 염증이 나빠지고 그래서 더 가려워지는 악순환에 빠지게 된다. 이 악순환의 고리를 차단할 수 있는 약이 아토피 처방전에 포함된다.

〈아토피피부염에서 사용하는 약물〉

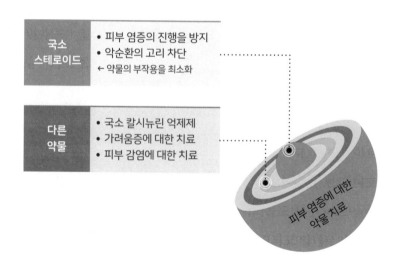

아토피피부염 치료의 핵심은 피부 염증을 잡는 데 있다. 염증을 제대로 다스리면 피부 증상이 하루 이틀 만에 좋아지기도 한다. 하지만 사용 기간이 길어지면 스테로이드 연고를 대신할 수 있는 다른 약물을 사용하기도 한다. 바르는 **칼시뉴린 억제제**(피메크로리무스, 타크로리무스)가 대표적이다. 스테로이드 연고보다 약하지만 염증을 줄이는 효과가 있다. 얼굴이나 회음부처럼 피부가 얇은 부위에 바르기 적당하다. 하지만 처음 바르는 아이들은 따갑게 느끼거나 일시적으로 가렵다고 하는 경우가 있다. 이때는 사용 전 10분 정도 냉장고에 넣어 차갑게 하거나 보습제와 섞어 바르면 도움이 된다.

요즘은 눈에 보이는 증상이 없을 때 일주일에 두 번 정도 미리 스테로이드제나 칼시뉴린 억제제를 바르는 치료법을 사용하기도 한다. '증상 전 치료proactive treatment'라고 부르는 예방적 사용법이다. 약의 사용량이나 기간을 줄이면서 피부 증상 재발을 막는 데도 효과가 좋은 편이다. 이 방법으로 눈에 보이지 않는 미세한 염증을 줄일 수 있다.

아토피피부염의 가려움에 가장 많이 사용하는 약이 **항히스타민제**이다. 항히스타민제의 내성은 너무 걱정할 필요가 없다. 오래 써서 약이 잘 듣지 않는 것처럼 느껴져도 다른 종류의 약으로 바꾸거나 한참 지나 다시 먹일 때는 괜찮은 경우가 많다. 졸음, 부정맥, 소화불량, 갈증과 같은 부작용이 알려져 있지만, 몇 개월 이상 장기간 복용해도 우려할 만한 부작용이 없는 경우가 많다.

아토피피부염 환자의 가려움이 항히스타민제로 효과를 본다면 오히려 다행스러운 일이다. "항히스타민제를 매일 시간에 맞춰 먹여도 계속 가려워해요." 호소하는 경우가 있다. 아토피피부염에서는 가려움을 유발하는 매개체가 히스타민 외에도 다양하기 때문이다. 여러 가지 다양한 경로가 아토피피부염의 가려움과 연관이 있고, 긁는 자극 자체로 인해 몸에 펩티드(브래디키닌) 농도가 올라가면 가려움은 더 심해진다. 가려움에 직접 듣는 약 외에 피부 관리, 온도 관리, 항염증제와 같은 치료가 아토피피부염의 가려움을 줄일 수 있기 때문에 다른 방법으로도 아이를 도와줄 방법을 찾아야 한다.

아토피로 병원에 다니면서 매번 스테로이드 연고만 받았거든요. 이번엔 스테로이드를 발라도 소용이 없어서 다른 병원에 갔는데 항생제인 하얀 물약을 주셨어요. 막상 먹으려고 하니까 찝찝하네요. 피부를 치료하는 데 항생제를 먹는 게 맞나요?

아토피피부염 환자의 피부는 장벽 기능이 떨어지고 항균 펩티드도 적은 편이다. 그래서 포도상구균, 전염성 연속종, 헤르페스 감염 등의 2차 감염이 빈번하게 발생한다. 일반적인 치료에 반응이 좋지 않은 아토피피부염의 상당수가 감염과 연관된 문제를 가지고 있다. 증상이 심하지 않으면 항생제 연고를 사용하는 것으로도 충분하다. 그렇지만 부위가 점점 커지거나 심해지면 먹는 항생제를 사용해야 한다.

우리나라에서는 흔하지 않지만 포진상 습진이 문제가 되는 환자들도 있다. 피곤할 때 입 주변에 궤양을 일으키는 헤르페스 바이러스이다. 이 헤르페스 바이러스 역시 피부 상태가 좋지 않은 아토피 환자에게서 자주 재발한다. 증상이 없을 때에도 신경절에 숨어 있다가 컨디션이 좋지 않으면 겉으로 나타난다. 바이러스는 점막을 좋아하기 때문에 입 주변이나 눈 주변에 자주 생기는데 실명 위험까지 가는 경우도 있다. 그래서 아토피 처방전에서 **항바이러스제**를 보는 경우도 있다.

〈헤르페스 바이러스 감염으로 인한 포진상 습진〉

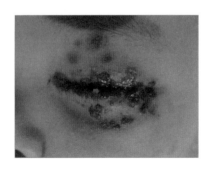

우리나라에서 흔히 보는 물사마귀 역시 바이러스 감염이 원인이다. 전염성 연속종이라고 부르기도 한다. 좁쌀 같은 수포 모양의 병변이 한두 개 생겼다가 전신으로 번져 나간다. 전신으로 번지기 전 병변이 몇 개 되지 않을 때 초기에 치료하는 것이 중요하다. 마취 연고를 바르고 길쭉한 큐렛으로 제거하거나 레이저로 치료한다. 긁다 보면 전신으로 번질 수 있기 때문에 가려움에 대해서 장기적인 치료를 하는 경우도 있다. 피부에 사는 곰팡이균(진균)이 문제가 되는 경우도 많다. 특히 어루러기균이 얼굴과 목 주위에서 염증을 악화시키는 경우가 있다. 이 균은 말라세지아라고 부르는데 지질 성분을 좋아해서 두피에 살고 있는 경우가 많다. 머리카락이 닿는 귀나 목 부위에 피부 병변이 나빠지는 것은 이 말라세지아가 원인인 경우가 많다. 그래서 아토피피부염 환자에게 **항진균제**를 바르게 하거나 먹이기도 한다.

아토피피부염이 아주 심하고 다른 약도 잘 듣지 않으면 면역조절제를 투여하기도 한다. 가장 대표적인 먹는 면역조절제는 **사이클로스포린**이다. 효과가 좋은 경우에는 1~2주면 피부염이 개선된다. 간혹 고혈압과 콩팥에 부작용이 나타날 수 있어 주기적으로 혈압도 재고 혈액 검사도 해야 한다.

심한 아토피피부염을 앓는 환자들이 늘고 있다. 스코라드^{SCORAD}

가 40~50 이상, 이지^{EASI}가 21~23 이상이면 심한 아토피피부염이라고 한다. (스코라드는 피부염이 나타난 범위와 정도, 가려움증, 수면장애 정도를 합하여 계산한 점수이고, 이지 점수는 나이별로 피부 부위를 더 세분화하여 피부염의 범위와 정도를 객관적으로 나타낸 것이다.) 우리나라 소아청소년 환자의 약 25~40% 정도가 한 번 이상 심각한 증상을 경험한다. 면역억제제를 사용한 소아 환자도 약 10%에 달한다. 힘든 날이 이어지던 아이들에게 희소식으로 새로운 약들이 개발되었다. 가장 대표적인 약이 **두필루맙**과 같은 생물학적 제제이다. 부모나 아이가 직접 2주 또는 4주 간격으로 주사할 수 있도록 개발되었다. 스테로이드제가 여러 종류의 염증을 한꺼번에 잡는 반면 생물학적 제제는 알레르기와 연관된 염증 물질(사이토카인)만을 억제하는 효과가 있다. 스테로이드의 부작용을 염려할 필요가 없다. 간혹 얼굴이 붉어지거나 결막염이 생기지만 심각한 경우는 많지 않다.

··

☺ 김지현 교수의 아토피 관리 팁 ☺

··

아토피피부염 환자의 피부에서 항생제 내성균이 발견되는 경우가 약 10~30%까지도 보고되었다. 그래서 아토피로 찾은 병원에서 세균 배양 검사를 하기도 한다. 균의 종류를 확인하고 잘 맞는 항생제를 찾기 위해서이다. 이런 경우 외국에서는 락스와 같은 소독제로 목욕을 해서 피부 세균을 줄여 아토피피부염을 치료하는 시도를 하기도 한다. 몇 배로 희석할지 정해야 하기 때문에 집에서 마음대로 하면 안 되고 전문의와 상담을 먼저 해야 한다.

+ 더불어 전하는 팁

가려움이나 피부 염증이 아주 심한 경우, 젖은 드레싱이 도움이 될 수 있다. 목욕 후 보습제를 충분히 바르고 면 거즈를 멸균 식염수에 적신 후 가볍게 짜서 젖은 상태로 피부 위에 덮는다. 그 위에 얇은 내복을 입히거나 마른 붕대로 감싸고 2시간 정도 후에 벗겨낸다. 젖은 거즈가 완전히 마르기 전에 제거하고 다시 보습제를 충분히 발라주어야 한다. 의사의 권고에 따라 젖은 거즈를 덮기 전 처방받은 약을 보습제와 함께 바를 수 있다. 젖은 드레싱은 최대 2주 이상 유지하지 않도록 하고, 체온이 떨어지거나 감염이 심해지지 않는지 잘 관찰해야 한다.

병의원 사용 설명서

긴 시간 인연을 이어온 보호자들은 나에게 자주 의사 추천을 부탁한다. 이때 추천과 함께 내가 전하는 말은 "안 맞아도 실망하지 마세요"이다. 기대했다가 실망이 크면, 병과 싸워야 할 에너지까지 잃게 된다. 음식도, 영화도 호불호가 있는 것처럼 나와 맞지 않는 의사도 있다. 안 맞으면 다시 찾으면 된다. 무슨 일이든 우리 삶에서 한 번에 성공하는 경우가 얼마나 있던가?

부모와 관점이 많이 다르고 의사의 설명이 논리적으로 이해가 되지 않는다면 병원을 바꾸거나 다른 의사에게 추가로 의견을 물어보는 것이 좋다. 새로 만난 의사의 설명을 받아들이고 믿고 다닐 수 있을지는 온전히 부모의 결정이다. 냉정하고 이성적인 판단이 필요하다. 듣고 싶은 이야기를 들을 때까지 병원을 찾아 헤매는 것은 부모의 심리적 안정에 도움이 될 뿐, 아이의 치료에는 이득이 없다. 의사가 자기만의 비방이라고 소개하는 것 역시 합리적이지 않을 때가 많다. 현대 의학은 과학적인 근거를 기반으로 하기 때문에 한 명의 의사만 독점적으로 가능한 치료는 거의 없다. 일주일에 두세 곳 이상 병원을 바꾸는 것도 추천하지 않는다. 여러 병원을 쇼핑하듯 재다 보면 판단력이 흐려진다.

좋은 의사를 찾았다면, 그때부터는 의사를 믿고 병과 관련된 모든 일을 상의해야 한다. 특히 의학적 자문이 필요한 전문적인 결정이나 치료 방법을 선택할 때 인터넷이나 다른 부모에게 묻고 그대로 따르는 일은 아주 위험하다. 주변 지인과 인터넷 찬스는 "어떤 의사가 설명을 잘 하는지", "어느 병원의 시스템이 좋은지", "그 분야의 경험이 많은 의사가 누구인지", "의사들이 추천하는 병원은 어디인지"까지이다. 증상이 같아도 나이와 진찰 소견에 따라 검사 방법이 다르고 환자마다 치료 방법이 다른데, 몇 안 되는 경험을 바탕으로 한 주변의 조언은 도리어 해가 될 수 있다.

훌륭한 의사는 환자의 병만을 보지 않는다. 병을 가진 환자를 본다. 만성 질환에서는 이 시각이 정말 중요하다. 부모도 아이도 너무 힘든 치료는 아토피나 알레르기 같은 만성 질환의 관리에 적합하지 않다. 경제적으로나 현실적으로 부담스러운 치료를 몇 년 이상 끌고 가는 것이 어렵기 때문이다. 내 아이의 주치의가 부작용이나 경제적인 측면까지 덜 부담스러운 것부터 소개하고, 치료를 시작하기 전에 심리적 부담을 낮추는 설명까지 한다면 계속 믿고 의지해도 좋은 의사이다.

얼마 전 만난 환자의 보호자로부터 "선생님, 이제 우리 라뽀가 좋은 것 같네요"라는 얘기를 듣고 놀란 적이 있다. 의사들이 항상 강조하는 라뽀(라포르rapport)는 '사람과 사람 사이에 서로 믿을 수 있는 관계'를 의미한다. 최상의 진료를 위해서는 환자와 의사 사이의 신뢰 관계가 무엇보다 중요하다. 특히 소아청소년과에서는 '환자-의사'만이 아니라 '환자-의사-보호자'로 이어지는 관계도 중요하다. 의사는 보호자와 갈등을 만들지 않고 충분히 소통할 수 있도록 노력해야 한다. 이를 위해서는 서로 정직해야 한다. 의사도 치료의 기대 효과와 부작용 가능성까지 숨기지 말고, 보호자 역시 그동안의 상황에 대해 가감 없이 전해야 한다. 의사가 싫어할까 봐 지키지 못했던 지침이나 치료를 제대로 얘기하지 않으면, 치료 방향은 목표에서 멀어지게 된다.

아이의 건강과 관련한 조언이 필요한 상황에서 전문가를 활용하면 도움이 된다. 육아나 진료 지침에 대해 보호자 사이에 갈등이 있다면 아이만 데리고 병원에 갔을 때 따로 부탁하는 것도 좋다. 나 역시 직접 만든 비누를 강요하는 할머니와 엄마 사이에서 심판 역할을 한 적이 있다.

의사-부모의 관계만큼 나에게는 환자와의 관계도 소중하다. 환자가 자신의 병에 대해서만큼은 나를 의지하고 근심을 나누었으면 좋겠다. 부모 입장에서는 짧은 진료 시간과 병원 상황을 고려해 아이 대신 모든 걸 말하려고 하는 경우가 있다. 아이와 의사 사이의 관계 개선을 위해 부모가 잠깐 기다려주는 것도 괜찮다. 병원에 와서 아이가 보는 앞에서 단점을 기분 나쁘게 꼬집는 것 역시 좋지 않다. 아이의 안 좋은 점을 얘기할 일이 있다면 아이를 잠깐 진료실 밖으로 나가게 하거나, 쪽지로 써서 의사에게 전달하면 아이에게 부드럽게 조언할 수도 있다.

아토피를 가진 아이의 부모는 친절한 의사에 관한 정보를 애타게 찾는다. 아이를 키우는 것도 힘든데 병원에서 마음의 상처까지 받을까 봐 신경이 쓰인다. 하지만 의사를 판단하는 데는 친절 이상의 기준이 필요하다. 부모의 말을 듣고 원하는 대로 맞추어 주는 것이 아이의 건강을 우선으로 하는 것과 같은 의미는 아니기 때문이다. 객관적이고 냉철한 자세로 문제가 되는 상황을 지적하고 변화를 이끌 수 있는 의사가 바람직하다. 불편할 수 있는 지적을 부드럽고 단호하게, 적절하게 얘기할 수 있는 의사가 아이의 건강에는 더 도움이 된다. 좋은 의사는 내가 듣기 싫은 말도 기분 나쁘지 않게 전할 수 있는 의사이지 않을까.

부모와 의사는 항상 하나의 팀이라는 생각을 잊으면 안 된다. 의사 역시 가능하면 약을 적게 사용하면서 부작용 없이 증상을 조절하는 방법을 찾으려고 한다. 이를 위해서는 이전에 받았던 약을 의사의 지시와 반대로 사용하거나 알아서 끊으면 안 된다. 피부 상태가 안 좋아졌을 때만 병원에 오기보다 정기적으로 방문하는 것이 도움이 된다. 처음 의사가 치료를 시작할 때는 약을 어떻게 줄이고 끊을지 계획을 세우는 경우가 많다. 의사가 따로 얘기하지 않는다면 보호자가 먼저 "피부가 좀 나아진 것 같은데 약을 어떻게 줄일까요?", "언제까지 바를까요?" 물어보아도 좋다. 피부 증상이 나아져서 "이제 졸업해도 되겠습니다. 근처 의원으로 돌아가서 치료를 유지하면 되겠어요"라고 설명할 때까지 병원을 방문하도록 하자.

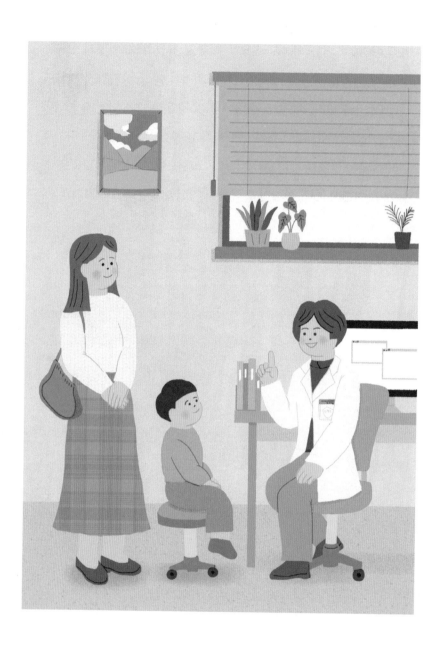

2

무엇을 어떻게 먹일까

검사도 제각각, 해석도 제각각, 헷갈리는 알레르기

알레르기가 의심돼서 검사라도 받아볼까 하면 주변에서 병원 방문을 말린다. 어릴 때는 검사를 받아도 결과가 확실하지 않다는 것이다. 같은 검사 결과를 두고도 의사마다 병원마다 해석이 다른 경우도 있으니, 이 분야에 일가견이 있다는 엄마들의 의견을 참고해서 의사 조언 없이 차단 여부를 정한다고도 한다. 하지만 이는 틀린 정보이다. 나이가 어려도 알레르기 검사가 도움이 될 수 있다.

식품알레르기를 진단할 수 있는 가장 정확한 방법은 혈액검사도, 피부단자시험도 아니다. 진단의 기준이 되는 검사(골드 스탠다드 gold standard)는 음식물 유발 검사이다. 말 그대로 음식을 먹고 증상이 생기는지 전문가가 확인하는 검사이다. 증상이 생겼을 때 대처할 수 있는 준비는 필수이다. 가장 확실한 방법이지만 시간이 많이 들고 여러 음식을 한꺼번에 검사하기도 어렵다. 그래서 병원에서는 IgE 알레르기 항체를 측정한다. 알레르기 원인 물질이 몸 안에서 IgE를 만나면 증상이 나타나기 때문이다.

알레르기 체질인 사람은 특정한 식품이나 진드기, 꽃가루, 동물에 노출이 되면 몸 안에 IgE를 만든다. 따라서 IgE가 우리 몸에 있는지, 있다면 그 농도가 얼마나 되는지 확인하는 것이다. 그러면 환자에게 나타난 증상이 알레르기 때문인지를 알 수 있다. IgE 수치를 확인하면 어떤 것에 알레르기가 있는지 알 수 있다.

가장 대표적인 검사가 알레르기 피부시험이다. 피부단자시험이라고도 한다. 등이나 팔에 검사 시약을 한 방울씩 올려놓고 작은 주사침(란셋)으로 피부를 살짝 들어 올려 반응을 확인한다. 알레르기 피부시험은 간편하고 결과도 빨리 알 수 있다. 여러 가지 물질에 대한 반응을 한 번에 확인할 수 있고 비용도 높지 않은 편이다. 피부시험에서 3mm 이상으로 부풀어 오르거나 히스타민에 대한 반응보다 더 크게 부풀면 양성이라고 판정한다. 양성은 항원에 반응하는 IgE를 가지고 있다는 의미이다. 증상도 있고 피부시험에서 양성이면 그 항원이 원인이라고 생각할 수 있다. 알레르기를 일으키는 IgE 항체가 몸에 만들어진 상태를 '감작'이라고 부른다. 감작 초기나 감작되기 전에는 알레르기 증상이 없다가 원인 물질이 다시 들어오면 그때서야 알레르기 반응이 나타난다. 이후부터는 그 물질에 조금만 노출되어도 알레르기 반응을 보인다. 간혹 증상 없이 반응만 보이는 경우가 있는데, '무증상 감작'으로 따로 치료하지 않는다.

어린아이도 검사를 할 수는 있지만 협조가 안 되기도 한다. 아이들은 따끔한 느낌을 못 참고 십 분 정도 움직이지 않는 것도 어려워하기 때문이다. 아토피피부염이나 피부묘기증이 있으면 검사 반응을 확인하기도 어렵다. 또 항히스타민제나 스테로이드제를 복용한 상태에서는 반응이 제대로 나오지 않는다. 그래서 나이가 어리면 대부분 혈액 검사로 알레르기 유무를 확인한다. 그렇지만 혈액 검사를 받고도 당황하는 엄마들을 자주 만난다. 사연 속 수연이가 그런 경우이다.

수연이는 9개월에 분유를 먹고 눈이 부어서 검사를 했는데 우유 수치가 높았어요. 그런데 달걀, 밀도 양성으로 나왔어요. 원래 빵, 과자, 국수도 자주 먹고 별문제도 없었는데, 그래도 세 돌까지 무조건 차단하려고 했죠. 몸에 쌓여서 나중에 폭발할까 봐요. 이번에 다른 병원에 갔더니 유제품 말고는 증상이 없으면 차단할 필요가 없다는 거예요. 음식 차단 때문에 어린이집에도 안 보내려고 했는데, 음식을 차단해야 수치가 낮아지는 거 아닌가요?

수연이가 받은 검사가 IgE 농도를 확인하는 혈액 검사이다. 가장 대표적인 것이 이뮤노캡(캡 또는 유니캡)과 마스트 검사이다. 혈액 검사는 약을 먹고 있어도 영향을 받지 않는다. 이뮤노캡은 0부터 100까지의 수치가 자세하게 나온다. 반면 마스트는 이뮤노캡처럼 수치가 정확하게 나오지는 않지만 0단계부터 4단계 또는 6단계까지 등급이 나누어져 있다. 이뮤노캡이 더 정확하지만, 마스트는 한 번에 검사 가능한 항목이 40종류 이상으로 더 많다. 이뮤노캡은 보험 규정으로 가능한 항목 수가 정해져 있어서 보호자가 원해도 여러 항목을 검사할 수 없다. 마스트에서 여러 항원에 모두 음성으로 나왔다면 아이가 알레르기일 가능성은 아주 낮다.

이뮤노캡에서 수치가 0.35 이상, 마스트에서 1단계 이상이면 양성으로 간주한다. 몸 안에 항원과 반응할 수 있는 IgE가 있다는 의미이다. 일반적으로는 수치가 많이 높으면 음식에 반응할 가능성이 높다. 또 반응도 심해서 혈압이 떨어지거나 아이가 쓰러져 위험할 수도 있다. 그러나 수치가 있다고 해서 모두 음식에 반응하는 것은 아니다. 인종, 나이, 상황, 질환별로 기준이 되는 수치가 다르기 때문에 경험이 많은 전문의가 해석해야 한다. 검사 결과가 같아도 치료 방법이 다를 수 있다. 피 검사에서 식품알레르기 기준치의 열 배가 나와도 어떤 아이는 먹을 수 있지만, 어떤 아이는 위험한 반응이 나타나기에 차단이 필요하다. 음식을 차단한다고 수치가 무조건 떨어지는 것도 아니다.

수치가 높아도 먹어서 증상이 없으면 마음 편하게 먹어도 된다. IgE가 관여하는 알레르기는 식품이 몸에 남아서, 혹은 쌓여서 문제가 되는 것이 아니다. 따라서 수연이는 아무리 그 수치가 높아도 이전에 문제가 없었던 음식은 모두 오케이다. 그렇지만 유제품의 경우 검사 수치도 높고 증상도 있었기 때문에 제한이 필요했다. 혈액검사 수치도 증상도 애매하다면 음식물 유발 검사가 필요하다.

〈알레르기 검사 방법 비교〉

	이뮤노캡	마스트	알레르기 피부시험
정확도	높음	이뮤노캡보다 낮음	높음 (식품알레르기는 이뮤노캡보다 낮음)
결과에 걸리는 시간	1~2일 이상	1~2일 이상	20~30분
검사 전 약물의 영향	없음	없음	있음
피부 상태의 영향	없음	없음	피부염, 피부묘기증 있으면 검사 어려움
검사 비용	가장 높음 (각 항목당 비용 소요)	높은 편이지만 40종 이상 검사하므로 가성비 높음	가장 저렴함
검사 항목	보험 기준의 영향으로 여러 항목을 하기 어려움	많음 (약 40~50 항목)	많음 (약 20~50 항목)
어린아이에서 검사 가능 여부	가능	가능	가능하지만 협조가 어려우면 불가능

하지만 안타깝게도 일부 알레르기 증상은 IgE와 상관없이 나타난다. 구토와 복통, 혈변 등이 주로 나타나는 호산구성 소화기질환이나 식품단백질 유발성 장염증후군과 같은 드문 질환들이 여기에 해당한다. 따라서 이런 질환에서는 IgE를 측정하는 검사가 도움이 안되기도 한다. 아토피피부염의 예민한 면역 반응 역시 IgE만의 문제가 아니기 때문에 IgE를 확인하는 검사 결과가 정상일 수도 있다.

특히 지연 반응으로 하루 이틀 후까지 증상이 천천히 나타나는 경우는 검사가 도움이 되지 않을 수 있다. 이 경우에는 음식을 먹인 시간과 반응이 나타난 시간을 꼼꼼하게 기록하는 음식일지가 진단에 도움이 된다. 분 단위로 기록하고 발진이 생기면 그때그때 사진을 찍어두어야 한다. 백문이 불여일견, 피부 증상은 아무리 말로 설명해도 상상이 어려운 경우가 많다. 사진을 지참하면 검사 결과와 함께 판단할 수 있다.

어떤 음식이 피부 증상을 악화시키는 것 같다면 음식일지를 2주 이상 꾸준히 쓰자. 이때 음식일지는 가급적 한 끼도 빼먹지 말고 꾸준히 써야 한다. 음식에 포함된 원재료와 함께 증상이 생긴 시간과 사용한 약물까지 꼼꼼하게 기록한다. 모유 수유 중이라면 엄마가 섭취한 음식의 종류도 함께 써둔다. 엄마가 작성한 음식일지 역시 혈액 검사 이상으로 결정적인 역할을 하는 경우가 있다.

〈음식일지의 예시〉

날짜		오전 이유식	오후 이유식	분유
3월 8일	식품	[10:30] 소고기죽(쌀, 브로 콜리, 소고기)	[16:30] 닭고기죽 (쌀, 닭고 기, 부추, 애호박)	[6:30] [11:00] [16:30] [21:00] 분유
	증상	없음	[18:00] 얼굴과 몸통이 약 간 빨개지고 가려 워함.	없음
	치료		시원하게 해주었 더니 30분 정도 지 나고 바로 좋아짐.	
	메모	이전에 여러 번 닭고기와 애호박을 먹여 보았을 때는 별문제가 없었 음. 부추는 오늘 처음 시도. 온몸을 움직이며 활동하다 보니 땀이 나 서 아토피피부염이 나빠진 것 같음.		
3월 9일	식품	[10:00] 부추 소고기 죽(쌀, 부추, 소고기)	[16:30] 닭고기죽(밥, 닭고 기, 시금치, 양파)	[6:30] [11:00] [16:30] [21:00] 분유
	증상	없음	없음	없음
	치료			
	메모	일부러 평소 잘 먹는 소고기에 부추를 넣어서 새로 이유식을 먹여 보았는데 아무 증상이 없었음.		

☺ 김지현 교수의 알레르기 관리 팁 ☺

간혹 지연성 알레르기 검사라고 해서 IgG 검사를 받는 경우가 있다. IgG는
식품 섭취에 따라 자연스럽게 오를 수 있는 항체이다. 항체 반응이 사람마
다 제각각이라서 예측이 어렵다. 해외에서도 IgG 검사 결과를 바탕으로 식
품알레르기 진단을 하지 않도록 권고한다. 따라서 이 결과를 바탕으로 식이
제한을 결정하면 안 된다. 아이의 건강에 오히려 해가 될 수 있다.

식품알레르기 아이, 뭘 어떻게 해야 하나

단유를 준비하면서 치즈를 아주 조금 먹였는데 아이가 칭얼거리고 난리가 났어요. 얼굴, 몸통에 반점이 생기더니 점점 부풀어 올라요. 집에 있는 콧물 약이 알레르기에도 든다고 해서 찾아 먹이고 좀 나아지긴 했는데 완전 패닉이네요. 병원은 안 가봐도 될까요? 일단 치즈나 유제품은 차단하고 지내야겠죠?

아토피피부염이 심한 아이들은 식품에 문제가 있는지 확인해야 한다. 피부 장벽이 깨지면 식품알레르기가 잘 생기기 때문이다. 물론 피부는 깨끗한데 식품알레르기만 있는 아이들도 있다. 그래서 알레르기 증상은 천의 얼굴을 가졌다고 한다. 아토피피부염이 나빠지기도 하고 두드러기가 생기기도 하고 기침을 하기도 한다. 이런 아이들은 알레르기 검사를 반드시 받아봐야 한다. 먹어본 적이 없는 음식이라도 검사에서 높은 수치를 보이면 일단 제한이 필요하다. 물론, 앞으로도 이 음식을 계속 차단해야 하는지 전문가와 상의해야 한다.

알레르기로 정확하게 진단이 되었다면 세 가지 치료 원칙을 기억하자.

1. 진단이 된 식품을 **철저하게 제한**한다. 외부 음식도 원재료명을 철저히 확인해서 모르고 먹는 일이 없도록 한다.

2. **알레르기 반응이 생겼을 때 빨리 알아채고 치료**한다. 상비약을 먹이거나 주사하고, 상비약이 없다면 빨리 가까운 병원을 방문한다.

3. 영양 상태를 확인하고 **영양 관리**에도 신경을 써야 한다.

음식 알레르기의 가장 기본적인 치료 원칙은 원인 식품을 피하는 것이다. 아이 입에 들어가는 모든 음식을 의심하고 조심해야 한다. 달걀 알레르기가 있다면 달걀찜이나 스크램블처럼 달걀 자체만 제한해서는 안 된다. 마요네즈, 빵, 과자, 어묵, 튀김옷, 면 음식에 포함된 달걀까지 제한이 필요하다. 눈으로 보기에 달걀이 없어도 달걀 성분이 포함된 것은 아닌지 확인하고 챙겨야 한다.

우유 알레르기도 마찬가지이다. 일반 분유나 유제품 역시 먹이면 안 된다. 우유와 분유에는 알레르기를 일으키는 같은 종류의 단백질이 포함되어 있기 때문이다. 돌 이전의 아기에게 모유를 먹일 수 없는 상황이라면 '완전 가수분해 분유'나 '아미노산 분유'와 같은 알레르기 특수분유를 먹여야 한다. 요거트, 아이스크림, 치즈, 피자, 과자, 빵, 버터, 초콜릿까지 우유가 포함된 모든 제품을 피해야 한다.

가공식품에는 흔한 알레르기 식품을 포장지에 반드시 표시하도록 '식품 등의 세부표시기준'을 법으로 규정하고 있다. 세심하게 확인하면 사고가 나는 일을 줄일 수 있다. 포장지 바탕색과 구분이 되도록 별도의 표시를 하고 있어서 조금만 주의를 기울이면 확인이 어렵지 않다. 알레르기가 있는 아이는 어릴 때부터 이 표시를 확인하도록 배워야 한다.

〈식품 성분 표시〉

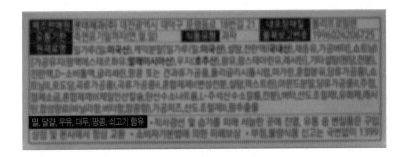

밀, 달걀, 우유, 대두, 땅콩, 쇠고기 함유

부모의 입장에서 더 큰 걱정은 아이가 모르고 알레르기 음식에 노출이 될까 하는 것이다. 피부에 묻거나 냄새를 맡는 것만으로도 알레르기 반응이 생길 수 있다. 항원이 묻은 손으로 알레르기가 있는 아이를 만지거나 입을 맞추기만 해도 위험하다. 음식을 먹이기 전후에는 반드시 손을 씻고 아이도 손을 씻겨야 한다. 메밀 알레르기가 있는 학생이 급식소에서 맡은 냄새만으로도 두드러기와 호흡 곤란이 생긴 것을 보기도 했다.

음식 자체가 아니라 조리 기구에 묻어 있는 음식 성분 때문에도 알레르기 증상이 나올 수 있다. 칼이나 도마, 그릇에 묻은 음식까지도 신경을 쓰고 조심해야 한다. 지난 외래에서 만났던 땅콩 알레르기 환자는 밥을 먹다가 쇼크가 생겨 응급실에 실려 왔다. 알고 보니 이날 사용한 그릇이 전날 땅콩버터가 묻었던 접시와 함께 설거지하며 오염되었던 것이다. 음식 알레르기가 있는 아이들은 그만큼 세심한 주의가 필요하다.

고온으로 충분히 조리한 음식은 알레르기성이 낮기 때문에 열을 가한 음식을 병원에서 먹여 보고 문제가 되지 않는 양을 집에서도 유지하도록 권하기도 한다. 완숙 달걀이 반숙 조리나 날달걀보다 알레르기 증상이 더 적게 생긴다. 이 방법을 통해 알레르기가 조금이라도 일찍 좋아지도록 할 수 있다. 하지만 땅콩은 고온으로 볶으면 오히려 알레르기성이 높아질 수 있기 때문에 주의가 필요하다.

실수로 원인 식품에 노출되어 알레르기 증상이 생기는 경우에는 빨리 조치를 취해야 한다. 이런 경우를 대비해서 병원에서는 상비약을 처방해주는데, 가장 대표적인 약이 항히스타민제이다. 두드러기, 가려움, 눈이나 입이 붓는 증상은 히스타민에 의해 나타나는 대표적인 피부 증상이기 때문이다. 항히스타민제를 먹이고 증상이 좋아지는지 지켜볼 수 있다.

아이가 피부 증상만 보이는 것이 아니라 기침, 쌕쌕거림, 숨이 가쁜 증상이 함께 나타났거나 반복적으로 토한다면 항히스타민제만으로는 부족하다. 이런 경우를 전신 알레르기 반응, 즉 '아나필락시스 anaphylaxis'라고 하는데 가능한 빨리 응급실로 데리고 가서 치료해야 한다. 집에서도 갑작스레 위험한 일이 생길 가능성이 있다고 판단되면 병원에서 '에피네프린 자가 주사약(젝스트, 에피펜)'을 처방한다. 상황이 긴박하다면 일단 주사를 놓고 응급실로 데려가야 한다.

〈어린이집이나 학교에 보내는 정보〉

* 너무 많은 정보를 자세히 담기보다 최대한 간단하고 알기 쉽게 작성해야 한다.

이름: _____

식품알레르기가 있습니다. 소량 함유된 제품을 포함하여 아래의 식품을 먹거나 만지지 않도록 철저히 차단해 주시기 바랍니다.

- 원인식품 (달걀, 유제품, 밀, 콩, 땅콩, 호두, 잣, 게, 새우, 생선 등 기입)
- 진단받은 병원
- 평소 증상 (가려움, 두드러기, 눈 부음, 입술 부음, 호흡곤란, 기침, 쌕쌕거림, 의식 저하 기입)
- 응급처치
(약 이름 기입) 복용 → 5~10분 후 한 번 더 먹여도 됩니다.
피부 증상 + 호흡기 증상 → 젝스트 주사
피부 증상 + 소화기 증상 → 젝스트 주사
의식 없으면 → 젝스트 주사

- 이송

여러 증상이 한 번에 생기거나 반응이 없으면 병원 (병원 이름 기입)으로 옮겨 주시고, 최대한 빨리 부모에게 연락해주세요.
- 특이사항

부모 연락처: _____

　알레르기로 특정 음식을 먹지 못하는 아이에게는 영양 결핍이 생기지 않도록 반드시 대체식을 제공해야 한다. 밀이나 보리에 알레르기가 있다면 가장 일반적인 대체식품은 쌀과 같은 다른 곡류이다. 달걀에 알레르기가 있다면 고기, 생선, 유제품, 콩류를 대신 먹일 수 있다. 물론 이런 음식에도 알레르기가 함께 있는 것은 아닌지 확인해야 한다. 우유 알레르기가 있는 어린이는 칼슘 강화 두유, 콩류, 멸치를 먹일 수 있다. 콩을 대신해서는 고기, 생선, 달걀을, 생선이나 갑각류의 경우는 알레르기 증상이 나타나지 않는 다른 생선이나 갑각류를 먹이도록 한다. 교차 반응으로 다른 생선이나 갑각류에도 알레르기 반응이 나타난다면 육류로 섭취해도 괜찮다. 어린이에게 대체식품을 제공할 때는 최대한 모양이나 질감까지 비슷하도록 배려해야 한다. 한국영양학회에서 만든 식품 구성 자전거는 대체식품으로 식단을 만드는 데 유용하다. 식품 구성 자전거는 음

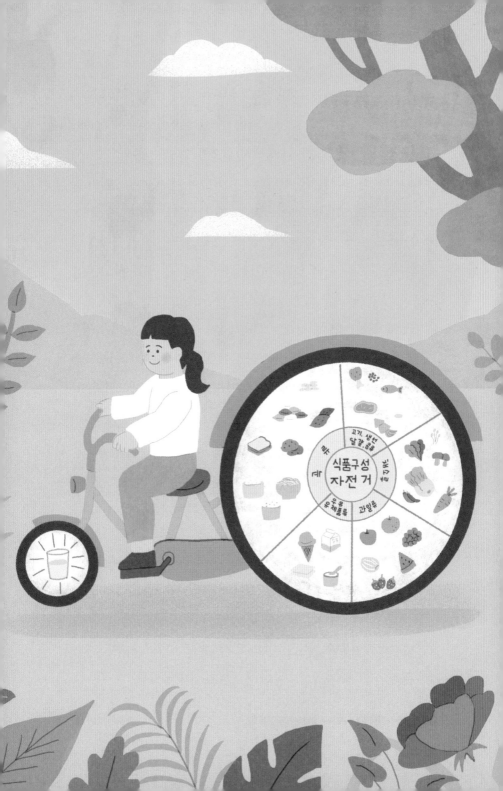

식을 '고기, 생선, 달걀, 콩류', '채소류', '과일류', '우유, 유제품류', '곡류', '유지, 당류'(가능한 적게 섭취하는 것을 권장해 그림에는 반영하지 않았다)로 나누어서 같은 식품군에서 대체할 수 있는 음식의 종류와 양을 보여준다. 어떤 식품에 알레르기가 있어 못 먹는 경우라면 같은 군 안에 포함된 다른 식품으로 대신할 수 있다. 한국영양학회 홈페이지에는 각 연령에 해당하는 식품군별로 대표 식품의 종류와 하루에 먹는 횟수가 나와 있다. 1회 분량을 나타내는 표를 보면 비교적 편하게 대체식품으로 식단을 구성할 수 있다.

　달걀이나 우유, 밀 알레르기는 시간이 지나면서 없어지는 경우가 많기 때문에 지금 이 힘든 육아는 끝이 있는 과정이다. 아이가 크면 "이런 때가 있었는데" 추억에 잠길 날이 분명히, 그리고 반드시 온다.

☺ 김지현 교수의 알레르기 관리 팁 ☺

가끔 달걀이나 우유 알레르기가 있는데 달걀과 우유가 포함된 빵이나 과자를 먹고 증상이 없다고 하는 경우가 있다. 달걀이나 우유에 열을 가해 잘 익히면 알레르기성이 낮아질 수 있기 때문이다. 이때는 해당 식품을 비슷한 양으로 다시 먹여볼 수 있다. 여전히 증상이 없다면 일부러 제한할 필요는 없다. 오히려 아이들의 면역 균형을 되찾는 데 도움이 되기도 한다.

+ 더불어 전하는 팁

달걀 알레르기는 대부분 흰자에 포함된 단백질이 문제가 되어 생긴다. 달걀 흰자에 알레르기가 있더라도 노른자에 별 반응이 없다면 노른자를 먹여볼 수 있다. 하지만 노른자를 분리할 때 흰자가 섞여 들어가는 경우가 많아 처음 먹일 때는 조심해야 한다. 이런 위험성 때문에 달걀 흰자에 대한 알레르기 반응이 아주 심하거나 알레르기 검사 수치가 높다면 흰자와 노른자를 모두 철저히 제한해야 한다.

일반적인 독감 백신(인플루엔자 불활성화 백신)에는 달걀 성분이 포함되어 있지만, 그 양이 매우 적다. 달걀 알레르기 증상이 심해도 독감 백신 자체에 대한 알레르기가 아니라면 다른 아이들과 같은 종류의 독감 예방접종을 하도록 권고한다. 독감 백신에 대한 이상 반응이 적고 달걀 알레르기가 있어도 다른 아이들보다 부작용의 위험이 더 높지 않기 때문이다. 달걀 알레르기 증상이 피부 발진이나 두드러기처럼 심하지 않다면 걱정하지 않아도 된다. 물론 알레르기 반응에 대처할 수 있도록 접종 후 적어도 30분은 병원에서 잘 관찰해야 한다. 그래도 아이의 알레르기 증상이 아주 심해서 걱정이 된다면 달걀 성분이 포함되지 않은 세포배양 유래 백신을 맞도록 한다. MMR 백신도 마찬가지다. 달걀 알레르기가 있어도 MMR 백신의 이상 반응 빈도는 아주 낮다고 한다. 백신 접종 전에 알레르기 검사를 따로 받을 필요가 없다.

모든 음식에 알레르기가 있어요

세 달마다 병원에 오는 지민이 이름이 환자 명단에 떠 있는 날은 아침부터 설렌다. 지민이를 처음 만난 것은 돌 무렵, 맘카페에서 유명한 자연요법을 하다가 피부가 너무 나빠지고 몸무게가 늘지 않아서였다. 지민이의 온몸은 화상을 입은 것처럼 빨갛게 붓고 뒤집어진 상태였다. 진물이 범벅이 되어 자고 일어나면 피딱지와 먼지들이 속옷에 엉켜 피부에서 떨어지질 않았다.

지민이가 먹을 수 있는 음식은 거의 없었다. 이뮤노캡 검사에서 달걀도 우유도 밀도 모두 최고 수치인 100 이상. 콩, 땅콩, 소고기, 돼지고기, 호두, 아몬드, 잣도 모두 높았다. 심지어 쌀에 대한 반응도 높게 나왔다. 검사 수치가 실망과 비례하는 것처럼 느껴졌다. 지민이처럼 알레르기 수치가 모두 높고 피부염도 심하면 어떤 음식에 알레르기가 있는지 알기 어렵다. 피부 증상 악화가 음식 때문인지 다른 원인 때문인지 구분이 안 되기 때문이다. 우리는 일단 피부 관리에 집중하며 몇 가지 작은 목표를 세웠다.

첫 번째 목표는 몸무게를 늘리는 것이었다. 아무리 먹을 수 있는 음식이 제한적이더라도 몇 가지쯤 괜찮은 음식이 있다. 알레르기 전문 의사는 먹을 수 있는 음식을 어떻게든 찾아주어야 한다. 모유를 끊고 특수분유의 양을 늘리면서 지민이의 몸무게는 또래 아이들을 따라잡기 시작했다. 많은 엄마들이 아기가 돌이 지나면 무조건 분유에서 우유로 바꾸어야 한다고 생각한다. 하지만 지민이와 같은 알레르기 환자는 특수분유를 다섯 살, 여섯 살까지 먹어도 문제가 되지 않는다. 피부 증상이 비교적 나아진 날 쌀밥과 소고기로 유발 검사를 하였다. 하지만 안타깝게도 결과는 실패였다.

쌀은 충분히 가열하면 알레르기성이 낮아지는데 지민이의 경우는 소용이 없었다. 쌀이나 밥을 푹 끓여 먹여도 아이의 몸은 어김없이 반응하였다. 이 경우 가장 중요한 첫 단추는 **씩씩한 기다림**이다. 지민이 부모님은 병원에 올 때마다 "아이가 정말 잘 클 수 있을까요?" 물었다. 힘든 환자를 많이 겪어본 나는 자신 있게 말했다. "그럼요. 몇 개 빼고는 다 먹을 수 있게 돼요. 걱정 마세요."

우리의 다음 목표는 감자, 고구마, 야채, 해조류를 먹이는 것이었다. 여러 음식에 알레르기가 있는 환자에게 저항원식사로 알려진 재료들이다. 지민이 역시 이 목표를 이루었다. "세상에 이런 맛도 있단다." 지민이가 새로운 기쁨을 느끼는 소중한 순간이었다. 다행히 지민이는 돌이 지나면서 해외에서 구한 저항원 쌀을 오랫동안 가열하여 먹을 수 있게 되었다. 저항원 쌀죽을 먹이고 반응이 없는 것을 확인하였을 때 지민이 엄마는 "쌀을 먹을 수 있는 것은 축복"이라고 말했다. 쌀죽에 다른 식재료를 하나둘 섞어 조리하면서 아이에게 밥을 먹이는 일이 더 수월해졌다. 다음 단계로 먹였던 음식은 닭고기였다. 이후에는 생선살을 발라 하나씩 먹여 보았다. 아이에게 줄 수 있는 단백질 음식이 하나씩 늘어가는 것은 마치 올림픽에서 메달을 따는 것 같은 뿌듯함이었다.

지민이는 두 돌이 되면서 콩과 소고기를 먹을 수 있게 되었다. 시간이 걸렸지만 먹을 수 있는 음식이 늘면서 피부 상태도 많이 좋아졌다. 한두 달에 한 번 정도 스테로이드 연고가 필요하긴 했지만, 이전의 상태에 비하면 대만족이었다. 성장도 발달도 좋아졌다. 이제 우리의 목표는 입학을 앞두고 달걀, 우유, 밀을 먹을 수 있도록 만드는 것이다. 피부 상태가 좋아졌기 때문에 가능한 일이다. 물론 지민이 엄마의 긍정 에너지가 가장 큰 역할을 했다. 병원을 믿고 공동의 목표를 위해 노력하지 않았다면 힘든 일이다.

긍정 에너지로 말하자면 서윤이네 역시 잊을 수 없다. 서윤이는 돌 즈음부터 두드러기가 계속 반복되었다. 아미노산 분유인 네오케이트와 8시간 이상 조리한 흰죽만 먹고 만 3세까지 지내왔다. 서윤이의 알레르기 검사 결과는 그다지 나쁜 편이 아니었다. 1단계 정도의 낮은 수치가 대부분이었고, 아예 0인 경우도 있었다. 어떨 때는 먹으면 두드러기가 나고, 또 어떨 때는 문제가 없으니 너무 헷갈렸다. 먹을 수 있는 약도 별로 없었다. 변비약도, 심지어는 알레르기

약도 두드러기가 뒤따랐다. 아무래도 두드러기 원인이 음식이나 약은 아닌 것 같았다. 아이는 병원에서 하루 한 가지씩 테스트를 했고, 두 달에 걸쳐 먹을 수 있는 음식과 약을 모두 찾았다. 간혹 작은 발진이 몇 개 나왔지만 문제가 되지 않았다. 서윤이와 부모님이 용기를 내지 못했다면 아직도 특수분유와 죽만 먹으며 두드러기와 싸우고 있었을 것이다. 약간 붉어지거나 오돌토돌 올라오는 피부 증상 정도는 용기를 내자. 오히려 계속 먹다 보면 내성이 생기기 마련이다. 씩씩한 서윤이네 가정은 용기 덕에 행복을 얻었다. 이제 상태가 좋아져서 만날 일이 없어 그리운 가족이다.

☺ 김지현 교수의 알레르기 관리 팁 ☺

6주 이상 반복되는 두드러기는 만성 두드러기라고 부른다. 음식이나 약보다는 온도, 압력, 자극 등에 의해 생기는 경우가 훨씬 더 많다. 사연 속의 서윤이도 음식이 아니라 땀이나 더위 같은 다른 두드러기 원인이 있었던 것이다. 하지만 하루에도 여러 번 음식을 다양하게 먹다 보니 두드러기의 범인이 음식으로 오인되는 경우가 많다. 음식 테스트를 하면서 간혹 서너 개 모기에 물린 것 같은 피부 발진이 생기더라도 문제되지 않는 경우가 대부분이

다. 일관성이 없는 피부 증상은 반드시 유발 검사가 필요하다. 번거롭더라도 유발 검사를 통해서 아이가 먹을 수 있는 음식을 찾아야 아이의 건강과 행복을 지킬 수 있다.

음식 알레르기가 있으면 평생 못 먹나요?

어린이는 어른보다 알레르기가 더 많이 생긴다. 면역이나 점막 기능이 아직 미숙하기 때문이다. 100명 중 4~5명의 어린이가 식품 알레르기 증상을 경험하고, 이 중 한 명은 아나필락시스까지 겪는다. 2015년 조사에 따르면 우리나라 초·중·고등학생 중 15% 이상이 식품알레르기 의심 증상을 한 번 이상 겪었다고 한다. 알레르기의 흔한 원인 식품은 나이에 따라 다르다. 나이가 어린 아이들은 달걀, 우유, 밀, 땅콩, 견과류가 흔한 원인이다. 청소년, 성인에게는 주로 땅콩, 견과류, 해산물, 갑각류, 과일이 문제가 된다. 중간에 해당하는 나이에서는 양쪽의 원인 식품이 모두 문제가 될 수 있다.

우리나라에서는 '식품 등의 세부표시기준'으로 알레르기 유발 식품 정보를 제공하도록 정해져 있지만, 사고를 완벽하게 예방하기는 어렵다. 한국소비자원에 따르면 2017년부터 3년 6개월간 소비자위해감시 시스템에 접수된 식품알레르기 사고 건수가 3천 건을 넘었다고 한다. 특히 4건 중 1건 이상이 10세 미만의 어린이에게 일어난 사고였다. 따라서 학교 입학을 앞둔 알레르기를 가진 어린이의 부모들은 걱정이 한가득이다.

우리 주영이는 24개월에 달걀을 먹고 온몸이 울긋불긋해져서 안 먹이고 지냈거든요. 유치원 보내기 전에 검사를 했더니 달걀이 2단계, 밀이랑 호두가 1단계였어요. 학교에 입학하고 급식에서도 모두 제한하고 있어요. 이제 3년 정도 차단했으니 다음 달에 피 검사를 할까 해요. 그래도 급식은 위험하니까 계속 제한하는 게 좋을까요?

한 번 알레르기는 영원한 알레르기로 생각하는 부모님들을 만날 때가 있다. 매일 급식 메뉴를 확인하고 문제가 되는 음식을 못 먹도록 차단하는 고생이 이만저만이 아니다. 조리 기구를 함께 사용하거나 수업 중 알레르기 음식을 사용하는지, 작은 노출 가능성까지 신경 써야 한다. 상비약도 미리 챙겨 학교에 부탁한다. 이전에 제대로 진단을 받지 않은 경우라도 기관이나 학교에 들어가기 전에는 그 음식이 정말 문제가 맞는지 전문의 진료가 필수이다. 혈액 검사에서 알레르기 항체 수치가 나왔다 해도 먹을 수 있는 경우가 많기 때문이다. 사연 속 주영이도 입학 당시에는 달걀 알레르기가 이미 좋아졌을 가능성이 높다.

아이의 검사가 정상인데도 무서워서 이것저것 먹이지 못했던 엄마가 있었다. 아이가 학교에 가는 것도, 외출하는 것도 항상 걱정이 된다고 했다. "그동안 안전하게 잘 키우느라 수고하셨어요." 훌쩍훌쩍 우는 엄마를 달래자 아이의 얼굴 표정이 어두워졌다.

"음식 못 먹어서 많이 힘들었구나. 앞으로 선생님이 도와줄게."

"선생님, 저는 괜찮아요. 엄마가 도와줘서 별일 없었는데, 엄마한테 미안해서 그래요. 저 때문에 매일 너무 힘드신 거 같아요."

아이의 대답에 나는 울컥했다. 그동안 엄마의 불안이 아이에게 온전히 죄책감으로 전달되었다는 게 느껴졌기 때문이다. 아이들은 몸 건강도 중요하지만 마음 건강 역시 중요하다. 엄마가 아이에게 미안하듯이, 아이 역시 나 때문에 엄마가 힘들어하면 미안하다고 느낀다. 알레르기가 확실하지 않으면 전문가와 상담하여 먹이자. 불필요한 차단 생활은 아이의 마음 건강을 해치고, 아이의 일생에까지 영향을 미친다.

몇몇 음식은 시간이 지나도 알레르기가 지속되지만, 대부분의 식품은 성장하면서 자연적으로 괜찮아진다. 최근 우리나라 연구에 따르면 만 5세경이 되면 달걀 알레르기 환자의 50%정도가 호전된다고 한다. 우유 알레르기의 경우 만 8세경이 되면 반 정도의 아이들이 문제없이 유제품을 먹을 수 있게 된다. 이후에도 조금씩 호전되어 대부분의 아이들은 달걀이나 우유를 먹게 된다.

알레르기가 오래 지속되는 대표 음식은 땅콩과 견과류(호두, 아몬드, 잣, 캐슈너트, 헤이즐넛, 피스타치오, 마카다미아 등)이다. 수빈이는 어릴 때 아토피피부염도 심하고 여러 음식에 알레르기가 있어 고생했다. 자라면서 새로 먹을 수 있는 음식이 늘었지만 땅콩/견과류 알레르기는 포기하고 지냈다. 간혹 쿠키에 숨겨진 견과류가 호흡곤란과 아나필락시스를 일으켜서 천식 흡입약과 에피네프린 주사를 항상 지니고 다녔다. 그런데 대학에 입학하고 용기를 낸 검사에서 땅콩과 아몬드 알레르기가 없어졌다. 그동안의 고생에 감격한 엄마와 끌어안고 얼마나 기뻐했는지 모른다. 수빈이처럼 만 4세 이후 혹은 성인이 되어서 땅콩 알레르기가 호전될 수 있다는 연구 결과가 보고되기도 했다. 견과류 알레르기도 마찬가지다. 낮게는 9%부터 높게는 74%까지 좋아진다고 한다. 희망을 버리지 말자. 국내 연구에서도 생후 5세 이전에 땅콩 알레르기가 있었던 환자들의 약 30%가 시간이 흘러 결국 먹을 수 있게 되었다.

급식을 앞둔 부모와 의사는 식품알레르기를 초등학교 입학 전에 해결하고 싶은 마음이 든다. 그래서 최근에는 알레르기의 자연경과를 바꾸는 적극적인 치료도 시도한다. 경구면역요법이라고 부르는 이 치료는 알레르기가 나타났던 음식을 조금씩 먹여서 아이의 면역 시스템이 '이 음식 괜찮은 것 같은데'라고 생각하도록 도와주는 것이다. 외국에서도 만 4세 무렵까지 식품알레르기가 지속되면 이 방법을 고려한다. 하지만 위험한 알레르기 반응이 생길 수 있어서 경험이 많은 전문의와 반드시 상의해야 한다. 자체적으로 집에서 시도하거나 다른 비전문가들의 조언만으로 진행하는 것은 정말 위험하다.

과일을 먹고 입안이 가렵고 불편한 증상을 구강 알레르기 증후군, 꽃가루-식품알레르기 증후군이라고 한다. 꽃가루와 과일의 교차 반응이 원인이다. 과일과 꽃가루는 우리 몸의 면역 항체와 만나는 부분이 비슷하게 생겼다. 그래서 꽃가루 알레르기가 있는 아이들이 과일을 먹었을 때 몸에서는 "아, 꽃가루가 들어왔구나" 생각하고 공격한다. 꽃가루로 인한 비염이나 결막염이 생기는 나이 즈음에 평소 문제없던 과일이 새롭게 증상을 일으킨다. 사과-견과류-자작나무 꽃가루, 셀러리-쑥 꽃가루-자작나무 꽃가루, 바나나-멜론-돼지풀 꽃가루 사이에 교차 반응이 대표적이다. 증상이 아주 심한 경우에는 쇼크까지 일어날 수 있어서 제한이 필수적이다. 꽃가루 면역요법이 아니면 과일 알레르기가 저절로 좋아지는 경우는 별로 없다.

땅콩부터 먹인다고요?

서구권에서 가장 염려하는 알레르기 원인 식품은 땅콩이다. 미국 가정의 90% 이상이 땅콩버터를 빵에 발라 먹을 정도로 그 인기와 대중성이 엄청나다. 어릴 때부터 접할 기회가 빈번한 데다, 아나필락시스로 진행되는 경우도 많다. 1990년대부터 2000년 초중반까지 영국과 미국에서는 알레르기 위험이 높은 아기와 산모, 수유 중인 엄마의 식단에서 땅콩을 비롯한 알레르기 유발 식품을 제외하도록 했다. 하지만 이제 더 이상 이런 권고는 하지 않는다.

이런 변화를 이끈 LEAP^{Learning Early About Peanut allergy} 연구가 처음 발표되었을 때 학계는 그야말로 충격이었다. 연구자들은 땅콩 알레르기가 생길 위험이 높은 4~11개월 아기들, 즉 아토피피부염이 심하거나 달걀 알레르기가 있는 640명을 모집하여 두 그룹으로 나누었다. 한 그룹은 만 5세까지 땅콩 성분이 포함된 과자를 규칙적으로 먹이고, 다른 그룹은 땅콩을 차단하도록 하였다. 만 5세가 되었을 때 땅콩 유발 검사를 했는데, 땅콩 알레르기가 생긴 비율이 섭취군에서 1.9%인 데 반해 차단군에서는 13.7%였다. 이 연구가 시행된 이후 미국과 영국에서는 알레르기 위험군에서 알레르기 검사에 문제가 없으면 돌 이전부터 땅콩을 먹이도록 권고하고 있다.

하지만 아시아권 국가에서도 땅콩을 일찍부터 먹여야 한다고 결론을 내릴 필요는 없다. 인종과 해당 식품의 알레르기 유병률을 함께 고려해야 하기 때문이다. 우리나라는 땅콩 알레르기가 미국이나 유럽보다 훨씬 적은 편이다. 따라서 아토피피부염이 있는 아기에게 땅콩을 반드시 일찍부터 먹일 필요는 없다. 하지만 적어도 이유식을 미루거나 알레르기 항원을 늦게 시작하는 것은 좋지 않다는 점을 기억해야 한다. 달걀이나 유제품도 늦게 먹이면 알레르기 위험군에서 오히려 알레르기 발생을 증가시킨다.

학계의 변화가 이런데도 아직 우리나라에서는 많은 부모들이 새로운 음식 시도를 무서워한다. 우리 연구팀 조사 결과에 따르면 생후 9개월까지 달걀을 먹어본 아기는 48%에 불과했다. 생후 9개월까지 생선이나 밀을 맛본 적이 없는 아기도 32%와 78%나 된다. 생후 초기 다양한 음식 섭취는 식품알레르기만 예방하는 것이 아니다. 만 6세까지 천식 예방 효과도 있다.

아토피피부염이 심하거나 다른 식품알레르기가 있는 아기들에게 무턱대고 적극적으로 땅콩을 권하기는 어렵다. 땅콩이나 견과류는 알레르기 증상이 매우 심할 수 있고, 한두 가지 연구 결과만 가지고 성급하게 결론을 내릴 수는 없기 때문이다. 하지만 적어도 아기가 생후 만 4~5개월이 넘으면 곡류, 채소, 치즈와 같은 음식이라도 다양하게 시도할 필요가 있다. 그래야 장의 미세환경이 이로운 방향으로 발달할 수 있다. 위장관 점막에서 면역 균형을 만들어 주는 좋은 세포가 많아지고 알레르기가 생기지 않는 쪽으로 작동할 수 있다. 물론 이미 진단받은 알레르기 음식은 차단이 원칙이다.

초기-중기 이유식 시기를 별문제 없이 잘 보낸 아기라면 땅콩이나 견과류도 조금씩 먹여볼 수 있다. 기도로 넘어가지 않도록 소량씩 잘게 부숴서 시도하고, 이상 증상이 생기지 않는지 잘 지켜보면 된다. 반응이 있다면 더 이상 시도하지 않고 전문의와 상담한다. 일찍 먹인 탓이 아니라 일찍 발견한 것뿐이다. 앞으로 어떻게 관리할지 제대로 계획을 세우면 된다.

☺ 김지현 교수의 알레르기 관리 팁 ☺

알레르기 증상이 생길까 봐 너무 걱정이 된다면 미리 알레르기 검사를 하고 제한 여부를 정해도 된다. 건강한 장 점막에 여러 가지 식품이 노출되면 장 안에서 이로운 미생물이 많아지고 면역 균형을 이루는 물질들이 분비되기 때문이다. 아토피가 있는 아기들은 피부를 통한 과민 반응이 활발해질 수 있기 때문에 아토피피부염 관리를 열심히 하면서 다양한 음식을 시도해야 한다. 아이의 건강한 발달을 위해 어렵지만 부모의 용기가 필요하다.

두드러기일까, 알레르기일까?

아이가 몇 달 전부터 두드러기가 나서 피 검사를 했는데 원인이 안 나왔어요. 벌써 네 달 넘게 약을 먹었는데 1년, 2년, 기약이 없나 봐요. 오늘 한 번 빼먹었더니 몸이 엉망이에요. 친정 부모님도 애한테 약을 이렇게 오래 먹여도 되냐며 걱정이시고. 약에 의존하게 되면서 더 나빠지는 거 아닐까요?

아이 몸에 생기는 두드러기는 부모에게 공포 그 자체이다. 오래갈까 봐, 약 때문에 문제가 생길까 봐, 호흡기 증상으로 진행할까 봐 두렵다. 아이에게 두드러기가 생겼다는 이야기를 들으면 우선 진짜 두드러기가 맞는지부터 확인이 필요하다. 부모가 얘기하는 증상이 두드러기가 아닌 경우가 워낙 많기 때문이다. 오돌토돌한 모든 증상이 두드러기가 아니라 피부가 부풀어 오르는 것을 두드러기(담마진urticaria)라고 한다. 모기나 벌레에 물렸을 때 나타나는 모양과 비슷하다.

우리 둘째에게도 비슷한 경험이 있다. 5살 무렵 어느 여름날, 어린이집에서 바깥 놀이를 하고 간식을 먹었는데 두드러기가 났다. 한두 개 나기 시작하더니 온 얼굴로 번지고 가려워했다. 다행히 항히스타민제를 먹이고 퇴근 후 아이를 살폈을 때는 문제가 없었다. 낮에 찍어둔 아이의 사진은 부풀어 오른 두드러기가 맞았다.

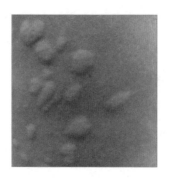

아이가 어떤 음식을 먹고 한 시간 이내에 두드러기가 생겼다면 식품알레르기 때문일 가능성이 높다. 특히 이전에 문제가 있었던 음식이거나 최근 먹어본 적이 없는 음식이라면 더 그렇다. 피부가 붓거나 부풀면 음식부터 살피라는 얘기를 많이 듣다 보니 일단 두드러기가 나면 "알레르기가 있어요"라고 아예 진단을 내리고 병원에 최종 확인만 받으러 오기도 한다. 특히 아토피가 있었거나 알레르기에 익숙한 부모는 두드러기를 보자마자 덜컹 가슴이 내려앉는다. 쇼크가 생길까 하는 걱정 때문이다. 하지만 두드러기가 있다고 모두 음식 알레르기도 아니고, 대부분 쇼크로 진행하는 것도 아니다. 과도한 걱정은 우리의 이성을 마비시킨다. 침착하자.

둘째아이의 경우 역시 범인은 음식이 아니었다. 알레르기 검사도 정상이었고, 이후 두드러기가 다시 생기지도 않았다. 추정컨대, 야외에서 흘린 땀이 원인이었거나 벌레에 물렸을 것이다. 물론 어린이의 급성 두드러기 원인 중 가장 흔한 이유는 음식이다. 음식에 의한 두드러기가 맞다면 아나필락시스가 생기는지 관찰은 필수이다. 하지만 두드러기가 몇 개 생겨도 점점 심해지지 않는다면 쇼크로 진행할 가능성은 별로 없다. 두드러기인지 애매하고, 지금 먹고 있는 음식을 다시 먹여도 되는지 모르겠다면 신뢰할 수 있는 전문의와 상의하면 된다. 알레르기 검사를 해보는 것도 좋다.

다섯 명 중 한 명 이상이 평생에 한 번은 두드러기를 경험한다고 한다. 아이에게 한 달 이상 두드러기가 반복되면 부모는 걱정스러운 얼굴로 병원을 찾는다. 달걀, 우유, 밀, 고기까지 싹 다 제한하기도 한다. 일반적으로 6주 이상 지속되는 두드러기를 만성 두드러기라고 부른다. 만성 두드러기의 상당수는 물리적 자극이 원인이다. 춥거나 덥거나 땀이 나거나 햇빛에 노출되거나 물에 닿거나 하는 자극 모두 원인이 될 수 있다. 그래서 물리 두드러기 또는 만성 유발성 두드러기chronic inducible urticaria라고 부른다. 피부가 긁히면 부풀어 오르는 피부묘기증 역시 대표적인 물리 두드러기이다. 만성일수록 식품이 원인인 경우는 거의 없다. 따라서 두세 달 이상 두드러기가 반복되는 아이들에게 식이 제한부터 시작하는 접근은 잘못된 것이다. 물리적 자극과 같은 원인을 피하는 것이 무엇보다 중요하다.

두드러기가 반복되는 환자의 약 절반은 아무리 노력해도 특별한 원인을 찾지 못한다. 그래서 만성 자발성 두드러기chronic spontaneous urticaria라고 부른다. 원인을 찾지 못한다고 해서 너무 걱정하지 말자. 심각한 의학적 문제가 원인이거나 치료 약제의 부작용이 문제가 되는 경우는 거의 없다. 물론 50% 정도의 아이들은 증상이 1년 이상 지속되지만 문제가 되는 경우는 드물다. 두드러기는 비만세포와 호염기구에서 히스타민이 만들어져서 나오는 반응이다. 그래서 히스타민에 대한 치료 약물인 항히스타민제에 반응이 좋은 편이다. 항히스타민제는 비교적 안전한 약물이어서 효과가 없을 경우에는 4배까지 증량할 수 있을 정도이다. 최근에는 항히스타민제에 반응하지 않는 만성 자발성 두드러기 환자에서 오말리주맙이라는 주사약을 사용하기도 한다. 가격은 비싸지만 한 달에 한 번 맞는 주사로 효과가 좋은 편이어서 매일 먹는 약보다 만족하는 환자들도 많다.

☺ 김지현 교수의 알레르기 관리 팁 ☺

만성 두드러기는 식품 자체보다 식품첨가물이 문제되는 경우가 더 많다. 두드러기가 지속되는 어린이에게 식품첨가물을 차단한 후 일곱 가지 첨가물을 새로 먹여보았을 때, 약 46%에서 양성 반응을 보였다는 연구 결과도 있다. 어떤 음식을 먹고 두드러기가 자꾸 반복되는 것 같은데 검사에서 이상이 없다면 인스턴트, 가공식품을 제한하고 증상이 나아지는지 확인하는 것도 좋은 방법이다. 적어도 약 3~4주 이상 제한 식이를 유지해야 첨가물이 원인인지 평가할 수 있다. 증상일지를 쓰면서 관찰하는 것도 도움이 된다. 증상일지를 쓸 때는 언제, 얼마나 자주, 얼마나 심하게, 얼마나 길게 증상이 있었는지, 아이의 주변 상황은 어땠는지까지 자세하게 기록해야 한다.

아나필락시스의 공포

사랑하는 아이를 보면 세상에 나만큼 행복한 사람이 있을까 싶다. 이 귀한 아이가 어느 날 갑자기 내 곁을 떠난다면…. 생각만 해도 눈앞이 아득해진다. 다른 집 아이의 불행한 소식에도 눈물이 나는 게 아이 키우는 사람의 마음이다. 그런데 매일 이런 슬픈 생각을 가슴에 품고 지내는 부모가 있다. 아나필락시스 아이를 키우는 부모이다. 내 눈길, 손길이 닿지 않는 곳에서 아이를 잃을까 두렵다. 전신 알레르기 반응, 아나필락시스는 쇼크로 이어져 아이를 빼앗아 갈 만큼 치명적이기 때문이다.

몇 해 전 급식 사고로 세상을 떠난 초등학생이 있었다. 아이는 그날 학교에서 급식으로 나온 카레를 먹었다. 식사 후 얼마 지나지 않아 입과 귀가 붓고 호흡곤란이 생겼다. 평소 우유 알레르기가 있어 유제품을 제한하던 아이였다. 카레에 우유가 들어 있는지 몰랐던 아이는 병원으로 옮겼지만 의식을 찾지 못했다. 아이는 수개월 후 결국 사망하였다. 음식 알레르기로 인한 아나필락시스는 심하면 혈압이 떨어지고 의식이 없어진다. 빨리 처치를 받지 못하면 회복이 어렵다.

알레르기 아이의 입학을 앞둔 부모는 원인 음식의 종류, 조리 방법, 증상과 대처 방법, 비상약 리스트까지 꼼꼼하게 정리한다. 하지만 아무리 조심해도 실수로 또는 다른 사람들의 무신경으로 사고는 생길 수 있다. 우유 알레르기가 있던 한 환자는 기차에서 누군가 쏟은 카페라테로 인해 위험에 빠진 적도 있다. 수차례 학교에 당부를 하고 매일 미리 식단을 점검해도 귀가한 아이에게 오늘 '그' 음식이 나왔다는 이야기를 듣는 경우가 많다. 아이에게 알레르기 반응이 나왔다고 전화를 받는 경우도 적지 않다.

> 생선 알레르기가 있는데 할머니가 모르고 고등어를 줘서 난리가 났어요. 얼굴이 붓고 두드러기가 온몸으로 번지는 데 5분도 안 걸렸어요. 병원으로 가는데 기침도 심해지고 온몸이 처지는 것 같았어요. 기도가 막혀서 큰일 날 수 있었다는데 또 이럴까 봐 너무 걱정이에요. 병원 가서 바로 주사 맞아야 하는데 제가 없을 때 이런 상황이 생기면 어쩌나 불안해요.

누군가 아이에게 호의로 사탕을 줄 수도 있고, 친구와 음식을 가지고 장난을 칠 수도 있다. 코로나 상황에 응급실 출입이 쉽지 않을 때 부모의 불안은 극에 달했다. 가족 휴가도, 외식도, 생일 파티나 행사도 더 신경이 쓰이고, 식사 준비나 외출도 더 힘들어졌다.

아나필락시스는 ①피부, 점막 증상 (두드러기, 눈/입 부종, 발진, 가려움), ②호흡기 증상 (호흡곤란, 기침, 쌕쌕거림), ③소화기 증상 (복통, 구토, 설사), ④심혈관/신경 증상 (청색증, 실신, 혈압 저하) 중 두 가지 이상이 한 번에 나타날 때로 정의한다.

아나필락시스가 생길 가능성이 있으면 스스로 놓을 수 있는 에피네프린 자가주사약을 처방한다. 에피네프린 자가주사약은 집, 유치원, 학교에 보관했다가 위험한 상황에서 아이의 생명을 지키는 수단이 된다. 마음이 편하도록 처방한 약인데 가방에 주사를 가지고 다니는 보호자의 마음이 오히려 편하지 않다. 심각한 상황이 생길 수 있다는 생각, 그 자체가 위협으로 느껴지기 때문이다. 아나필락시스를 한 번이라도 겪은 적이 있으면 불안과 우울감이 더 심해져 외상 후 스트레스 장애를 겪기도 한다.

세심한 관찰이 중요하지만 부모가 불안한 감정을 자주 표현하면 아이에게는 나쁜 공포의 기억으로 오래 남을 수 있다. 음식과 연관된 나쁜 경험과 감정은 아이에게 우울과 불안으로 이어진다. 특히 뇌가 발달하는 어린 시기에 트라우마를 여러 차례 경험하면 공포를 받아들이는 부분이 민감해진다. 불안과 불편한 감정이 교감신경계를 흥분시키면 아이는 지속적으로 긴장하게 된다.

알레르기를 가진 아이나 부모의 예민함이 항상 나쁜 것만은 아니다. 문제 상황을 빨리 인식하고 세심하게 챙길 수 있는 장점이 될 수 있다. 어릴 때부터 음식을 조심하고 확인하는 습관이 자기주도

학습이나 조절 능력으로 발전하는 경우가 많다. 다른 사람의 마음을 잘 이해하고 공감하는 능력으로 발휘되기도 한다.

가장 대표적인 예는 환자 예원이, 이제는 예원 씨다. 어릴 때부터 심한 아토피피부염과 여러 가지 음식 알레르기로 고생이 많았다. 엄마는 다니던 직장도 그만두고 아이의 알레르기 케어에 매달렸다. 엄마의 회복탄력성은 누구보다도 최고였다. 아토피가 뒤집어져도 아나필락시스가 있어도 아이 앞에서 무섭고 두려운 모습은 보여주지 않으려 노력했다. 어릴 때부터 스스로 피부도 관리하고 음식도 가려 먹을 수 있도록 알려주고 지지해주었다. 육아 책을 찾아 공부도 하고 아이와 대화도 열심이었다. 아이는 세심하게 자기 스케줄을 관리하고 남의 마음을 잘 이해하는 어른으로 성장했다. 엄마는 아이의 아토피가 좋아지자 감사하는 마음으로 주변의 엄마들을 돕겠다는 멋진 목표를 세웠고, 실제로 이루었다. 아동간호학 박사 학위를 받아 소아 알레르기 연구에 참여하고 마땅한 알레르기 정보가 없을 때 홈페이지를 운영하면서 힘든 엄마들에게 희망이 되었다. 알레르기 환자를 위한 연구 기금에 기부 활동도 계속하고 있다. 예원이 엄마를 진심으로 존경한다.

알레르기 아이를 키우면서 영양학을 다시 전공하는 엄마들을 여럿 알고 있다. 비건 빵집을 열어서 달걀, 우유, 밀을 먹지 못하는 아이들에게 영양 간식을 제공하는 엄마도 있다. 어려움과 트라우마를 더 좋은 방식으로 얼마든지 극복할 수 있다.

예민하고 아픈 아이를 위한 사회 제도는 조금씩 나아지고 있다. 2018년 학교보건법도 개정되어 학교의 보건교사가 아나필락시스 쇼크가 생긴 학생에게 에피네프린 자가주사약을 처치할 수 있게 되었다. 2020년부터 에피네프린 자가주사약도 보험 인정을 받았다. 집에서 긴가민가 싶을 때 자가주사약을 놓아도 두근거림 외에 별문제가 없다. 까다로운 미국의 FDA 인정을 받은 약제이다. 상급종합병원만 해도 전국에 40개가 넘고, 응급의료기관도 500개 이상이다. 증상이 생겼을 때 몇 시간씩 차를 타고 나가야 하는 외국과 달리 아나필락시스가 생겨도 빨리 제대로 치료받을 수 있다. 각 시도별, 교육청별로 알레르기 교육도 다양하게 진행되고 있다. 교사, 급식 조리종사자, 알레르기가 없는 어린이들에게도 교육이 이루어진다. 물론 아직도 많이 부족하다. 지역사회가 충분히 대처하고 교육해서 "우리 아이가 집 밖에서 제대로 케어받겠구나." 안심이 되어야 불안이 줄어든다. 남의 아이도 다 같이 신경 쓰고 잘 키워야 좋은 세상이다.

일상에 영향을 받지 않도록 일부러도 스스로에게 얘기하자. "집에도 학교에도 비상 약이 있어. 문제가 생겨도 괜찮아." 혹시 아이가 자가주사약을 맞아야 할 상황이 생겼어도 자책하지 말자. 사고를 100% 완벽하게 예방할 수 있는 사람은 없다. 간혹 생기는 알레르기 위급 상황에 내 마음을 모두 뺏기는 건 억울하다.

☺ 김지현 교수의 알레르기 관리 팁 ☺

★ **아나필락시스가 발생했을 때 대처법**

1. 원인 물질을 치운다.

2. 편평한 곳에 눕혀 의식, 맥박, 호흡을 확인한다.

3. 한 손으로 에피네프린 자가주사약을 잡고 다른 손으로 반대쪽 뚜껑을 제거한다.

4. 하의가 얇으면 옷 위로, 하의가 두꺼우면 옷을 제거한다.

5. 주사기 끝을 허벅지 바깥쪽에 직각으로 댄다.

6. '찰칵' 소리가 날 때까지 눌러 주사하고 10초간 유지한다.

7. 주사 부위를 문지른다.

8. 119를 이용하여 응급실로 이동해 관찰한다.

* 상태가 호전되지 않으면 5~10분 후 에피네프린 자가주사약을 한 번 더 주사할 수 있다.

체질을 바꾸는 치료가 있다고요?

둘째 아이가 수영에 재미를 붙일 무렵 중이염이 시작되었다. 귀에 물이 차고 청력 검사 결과도 안 좋아 환기관을 넣는 수술을 받았다. 그런데 환기관이 빠지고도 아이의 귀에는 또 물이 차고 다시 수술 받는 일이 반복되었다. 원인은 꽃가루 알레르기에 의한 비염이었다. 알레르기 피부시험에서 계절별 온갖 종류의 꽃가루에 대한 반응이 크게 나왔다.

알레르기비염의 첫 번째 치료 방법은 환경 관리와 항히스타민제, 코에 뿌리는 스테로이드제 사용이다. 하지만 꽃가루에 대한 환경 관리를 완벽하게 하는 것은 현실적으로 불가능하다. 꾸준히 약을 사용했지만 효과는 그때뿐, 약을 끊으면 어김없이 비염과 중이염이 재발했다. 흔히 근본적인 치료가 불가능하다고 생각하지만 그렇지 않다. 알레르기 체질을 바꾸는 치료가 가능하다. 원인이 되는 항원을 적은 양부터 천천히 늘려 투여하면 우리 몸에서는 "아, 이거 별거 아니구나." 적응하게 된다. 나중에는 알레르기 원인 물질에 많이 노출되어도 별다른 반응을 하지 않는다. 면역요법, 말 그대로 과민한 면역 체질을 바꾸는 근본적인 치료이다. 둘째 아이의 경우도 주사 면역요법을 유지하면서 비염 약도 필요 없게 되었고, 중이염도 더 이상 문제가 되지 않았다.

이 좋은 치료를 왜 모든 환자들에게 적용하지 않을까? 완치를 향한 길이지만 불편한 치료이기 때문이다. 약의 농도를 올리는 초기 4~5개월은 증량기로 매주 주사를 맞아야 한다. 이후 유지기 역시 매달 주사를 맞으러 병원에 와야 한다. 그 기간이 약 3~5년이나 된다. 초등학교 입학 전의 아이들은 주사를 맞는 일이 여간 힘든 게 아니다. 따라서 면역요법을 시작하기 전에는 아이에게도 치료 목표를 충분히 설명해주어야 한다. 아픈 주사를 왜 자주 맞아야 하는지 아이도 함께 아는 것이 중요하다.

만 5세 이하의 어린이나 천식이 심한 환자, 다른 병이 같이 있는 경우는 면역요법이 어렵다. 주사를 맞는 부위가 빨개지거나 붓고 가려운 증상이 빈번하다. 간혹 전신에 두드러기가 나거나 천식, 아나필락시스 증상이 생기기도 한다. 이런 증상이 생길 때를 대비해두고 면역요법을 시작해야 한다. 주사 후에는 최소한 30분간 병원에서 관찰해야 한다. 당연히 병원에는 위험한 증상에 대처할 수 있는 의료진이 있어야 한다. 불편한 치료가 분명하기 때문에 가끔 약을 사용해서 조절할 수 있는 정도의 증상이라면 면역요법보다는 약물 치료를 추천한다. 집먼지진드기 같은 일부 알레르기 항원의 경우는 설하면역요법이라고 해서 3~5년간 매일 약을 먹는 방법도 가능하다. 치료 효과는 주사요법이 더 낫지만 설하면역요법은 주사를 싫어하고 병원에 자주 오기 바쁜 아이들에게 더 편한 방법이다.

최근에는 식품알레르기를 근본적으로 치료하기 위해서 경구면역요법도 개발되었다. 경구면역요법 역시 증량기와 유지기 두 단계로 진행한다. 증량기는 알레르기 원인 음식을 소량부터 먹기 시작해서 매일 혹은 매주 조금씩 먹는 양을 점차 늘려간다. 증량기가 끝나면 유지기가 시작된다. 1년에서 2년 이상 충분한 양의 원인 음식을 유지하는 기간이다. 이 치료는 경험이 많은 전문의와 반드시 상의해야 한다. 알레르기 반응이 나오는 경우도 많고 위험한 반응까지 가능하기 때문이다. 몇 년 동안 먹지도 못하고 위험한 것으로 알고 있던 음식을 어느 날 갑자기 "이제 치료해야 하니까 먹어야 해."라고 시도하면 아이는 혼란에 빠진다. 이 치료가 왜 필요한지, 아이도 준비가 되었는지 충분히 상의하고 시작해야 한다.

아주 적극적인 면역요법은 아니어도 열을 가한 음식을 병원에서 먹여보고 문제가 되지 않는 양을 집에서도 유지하도록 권하기도 한다. 고온으로 충분히 조리한 음식은 알레르기성이 낮아지는 경우가 많기 때문이다. 이 방법을 이용해서 식품알레르기가 더 일찍 좋아지도록 할 수 있다. 달걀 사다리egg ladder와 우유 사다리milk ladder는 알레르기가 심하지 않은 환자에게 조금씩 음식을 먹이면서 내성이 생기도록 만든 계획표이다. 처음에는 사다리 가장 아래쪽에 있는

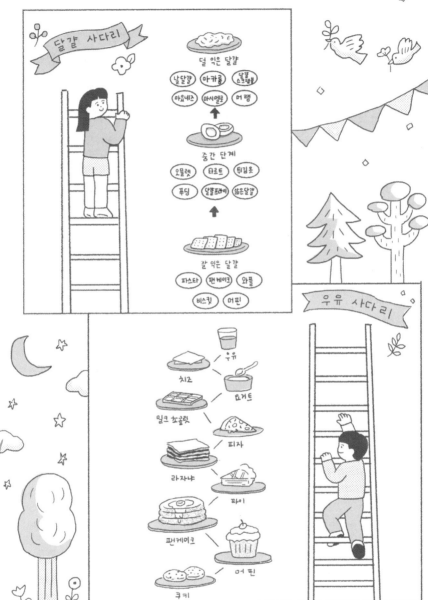

달걀 사다리

덜 익은 달걀
날달걀　마카롱　달걀 스크램블
마요네즈　마시멜로　머랭

중간 단계
오믈렛　타르트　튀김옷
푸딩　달걀프라이　삶은달걀

잘 익은 달걀
파스타　팬케이크　와플
비스킷　머핀

우유 사다리

우유
치즈
요거트
밀크 초콜릿
피자
라자냐
파이
팬케이크
머핀
쿠키

음식을 긴 시간 동안 높은 온도에서 조리해 먹이다가 1~2개월 간격으로 조금씩 위쪽으로 이동하여 알레르기성이 높은 음식까지 먹도록 한다. 이때 음식의 레시피는 설탕이 너무 많이 포함되지 않도록 신경을 써야 한다. 과도한 설탕 섭취는 알레르기에는 문제가 되지 않더라도 어린이 건강에 해가 되기 때문이다.

☺ 김지현 교수의 알레르기 관리 팁 ☺

간혹 만성 두드러기나 아토피피부염이 있는 환자들이 흡입 항원에 대한 면역요법을 원하는 경우가 있다. 하지만 안타깝게도 이 경우는 치료 효과를 크게 기대하기 어렵다. 알레르기 검사에서 반응이 나왔다고 해서 두드러기와 아토피피부염의 유일한 원인이 되는 것은 아니기 때문이다. 집먼지진드기, 꽃가루, 동물과 같은 알레르기 항원이 피부 증상을 나쁘게 할 수 있지만, 이는 수많은 아토피피부염의 악화 원인 중 하나일 뿐이다. 따라서 흡입 항원에 대한 알레르기를 힘들게 교정하더라도 피부 증상에 미치는 효과는 기대만큼 크지 않을 수 있다.

유기농과 유산균, 괜찮을까?

누구보다 이성적이라고 자부하던 내가 퇴원을 앞둔 아기를 위해 골 랐던 분유는 유기농 제품이었다. 조산이 내 탓이라는 죄책감을 좋 은 음식으로 대신하려는 마음이었다. 이런 부모의 마음을 저격한 탓일까. 2020년 미국의 유기농무역협회 발표에 따르면 유기농 식품 과 음료 판매가 전년도보다 12.8% 성장한 564억 달러에 달했다. 우 리나라 역시 친환경·유기농 식품 시장 규모가 곧 2조 원을 돌파할 것이라고 한다.

유기농 식품은 생산 과정 중에 농약이나 화학 비료, 첨가물을 사용하지 않는 제품이다. 아토피 아이가 아니어도 건강에 도움이 된다. 최고로 좋은 것만 주고 싶어 유기농 식품에 손이 가는 것은 당연하다. 하지만 아기에게 유기농 식품을 먹인다고 해서 알레르기 가 덜 생긴다는 근거는 거의 없다. 나 역시 미안한 마음을 담아 큰 아이에게 유기농 음식을 먹였지만 아토피피부염은 피해 갈 수 없었 다. 다른 분유를 거부하는 바람에 가계 부담으로 힘들기만 했다.

간혹 보호자 중에 알레르기가 있는 아이들이 원인 식품을 유기 농으로 먹었을 때는 안전하지 않을까 물어보는 경우가 있다. 이건 너무 위험한 생각이다. 밀 알레르기가 있는 아이는 유기농 밀가루로 음식을 만들어 먹여도 피부 발진이나 호흡기 증상 같은 반응이 나타난다. 우유 알레르기가 있는 아이는 유기농이라도 유제품은 안된다. 알레르기는 식품 섭취 자체가 중요한 것이지 농약과 화학비료 때문에 일어나는 것이 아니기 때문이다.

아토피 있는 친구들은 유산균 어떤 거 먹이나요? 프로바이오틱스 먹이고 있는데 아토피가 좋아진 느낌은 별로 없는데요. 너무 적게 먹여서인지, 더 좋은 걸로 바꿔야 하는지 궁금해요.

프로바이오틱스 역시 유기농처럼 핫한 제품이다. 프로바이오틱스를 첨가한 분유, 빵, 음료 제품들도 많아졌다. 프로바이오틱스는 장에 살면서 건강에 좋은 효과를 주는 균이다. 원래 갓 태어난 신생아의 장은 균이 없다가, 시간이 지나면서 다양한 균으로 채워진다. 이 중에서 건강에 유익한 미생물이 프로바이오틱스이다. 이전부터 어린이의 급성 설사 치료에 사용해왔다. 장내 유익균이 늘면서 유해 세균의 작용을 막아 설사 기간을 줄일 수 있기 때문이다. 여기에 더해서 면역 반응을 조절하고 장 점막 방어벽 기능을 원활하게 하는 기능이 밝혀졌다. 장 건강이 좋아져야 피부가 건강해진다는 세간의 얘기가 일견 맞는 얘기이다. 대표적인 장내 유익균은 락토바실러스, 비피도박테리움이다. 장 안에서 당을 분해하여 젖산

(유산lactic acid)을 만들기 때문에 유산균이라고도 부른다.

　프로바이오틱스의 인기가 높아지면서 유사한 용어들도 많아졌다. 프리바이오틱스는 프로바이오틱스의 먹이가 되는 식이 섬유를 말한다. 프로바이오틱스가 장에서 정착하고 작용하는 데 필요한 것으로, 갈락토올리고당, 프락토올리고당 등이 해당한다. 신바이오틱스는 프로바이오틱스와 프리바이오틱스가 함께 들어 있는 제품이다. 최근 나온 개념인 포스트바이오틱스는 장내 유익균이 만드는 단쇄지방산을 의미한다.

　우리 주변에서 볼 수 있는 모든 프로바이오틱스 관련 제품이 희망의 전도사가 될 수 있을까? 프로바이오틱스를 이용한 여러 임상 연구가 있었고, 이 중 일부 균들은 아토피피부염을 예방하는 효과가 있다고 밝혀졌다. 임산부와 신생아에게 프로바이오틱스를 꾸준히 먹였더니 이후 아토피피부염이 적게 생겼다는 보고도 있다. 그러나 아토피피부염의 예방과 치료에 모든 프로바이오틱스가 효과를 보이는 것은 아니기 때문에 아직 논란의 여지가 있다. 판매되는 프로바이오틱스 중에는 환자들을 대상으로 한 임상 연구에서 효과가 없었던 것도 있고, 임상 연구가 이루어지지 않은 것도 있다. 게다가 우유 성분이 포함된 프로바이오틱스도 있기 때문에 우유 알레르기가 있는 아이들은 더 신중히 선택해야 한다. 또한 신생아나 항암치료, 면역억제제와 같은 약을 투여받고 있는 사람이 프로바이오틱스를 잘못 먹으면 패혈증이 생긴다는 보고도 있었다. 따라서 프로바이오틱스를 맹신하지 말고 균의 종류와 수를 꼼꼼히 확인하여 의사의 조언을 듣는 것이 좋다.

2010년 즈음 국내에서 김치유산균이 각광을 받기 시작했다. 내가 둘째 아이를 임신하고 출산했던 시기에 연구했던 분야이다. 유산균의 임상 효과에 대한 연구를 진행하면서 출산한 지 열흘 만에 출근하기까지 했다. 그만큼이나 애착이 가는 분야이다. 이 연구에서 김치로부터 만들어진 유산균인 락토바실러스 플란타럼 CJLP133을 아토피피부염이 있는 1~13세 어린이에게 12주 동안 복용시켰다. 그 결과, 섭취하지 않은 어린이들보다 피부염 증상이 의미 있게 좋아진 것을 확인하였다. 복용군에서 면역 조절에 긍정적인 역할을 하는 사이토카인도 함께 높아졌다.

무첨가 식품을 향한 관심 역시 뜨겁다. L-글루탐산나트륨을 일컫는 조미료 속 MSG 성분으로부터 이 열풍이 시작되었다. 화학조미료에 대한 염려가 높아지면서 가격도 비싼 무첨가 제품의 인기가 지속되고 있다. "첨가물 알레르기 아닐까요?" 아토피피부염 아이에게 달걀이나 밀, 유제품과 같은 특정한 음식에 대한 알레르기가 없다고 하면 어김없이 이어지는 질문이다. 아토피 클리닉에서는 부모와 아이가 라면이나 인스턴트 식품 때문에 자주 싸우기도 한다.

식품첨가물은 흔히 알려진 MSG와 타르계 색소를 포함하여 그 종류가 만 가지도 넘는다. 만성 두드러기의 경우 약 46~75%까지 식품첨가물이 영향을 미치는 것으로 보고하였다. 그러나 식품첨가물이 아토피피부염 환자에게 나쁜 영향을 주었다고 보고한 경우는 매우 적다. 첨가물이 많은 음식을 먹고 두드러기나 아토피가 생긴 것 같아도 혈액 검사를 통해 인과관계를 확인하는 것은 거의 불가능하다. 일관된 반응이 나타나는지 면밀하게 살피는 것이 가장 도움이 된다. 하지만 간혹 외식을 하고 나빠진다면 식품첨가물과 함께 튀긴 음식의 영향도 살펴야 한다. 기름에 함유된 지방산이 열에 의해 성분이 변하면 염증을 일으킬 수 있기 때문이다.

현대사회에서 첨가물이 들어가지 않은 음식을 찾기란 어렵다. 그만큼 첨가물의 철저한 제한은 영양불균형의 우려가 있다. 또한 부모와의 갈등으로 인한 스트레스가 오히려 피부 증상을 악화시킬 수도 있다. 식품첨가물이 포함된 음식이나 튀긴 음식을 먹을 때마다 피부 증상이 분명히 나빠진다면 가능한 적게 먹이는 것이 좋다. 하지만 인과관계가 분명하지 않다면 오히려 마음 편하게 갈등 없이 먹도록 허용해도 괜찮다.

김치유산균의 이로운 효과가 알려지면서, 김치를 자주 많이 먹으면 아토피 피부염이 좋아지는지 질문하는 경우가 있다. 김치에서 유래한 유산균이라 하더라도 김치 자체에 들어 있는 양은 굉장히 적어서 제품화된 유산균이 아니면 효과를 보기는 어렵다. 나트륨 함량이 높은 김치를 임상 효과가 나올 만큼 먹으려면 신장이나 혈압에 부담을 줄 수 있다.

중금속과 알레르기

생선은 어린이 성장에 꼭 필요한 단백질과 필수 아미노산이 풍부하고 소화 흡수가 잘된다. 오메가3 지방산, 특히 DHA가 많아 뇌세포의 작용에 도움이 된다. 조리한 생선은 부드럽고 맛이 좋아서 아이들이 잘 먹는 음식 중 하나이기도 하다. 하지만 중금속에 대한 염려로 생선을 먹이는 것이 부담스럽다고 하는 경우가 있다.

중금속은 철, 아연, 구리처럼 사람에게 꼭 필요한 필수 중금속과 납, 수은, 카드뮴과 같은 유해 중금속으로 나눌 수 있다. 당연히 문제가 될까 봐 걱정하는 중금속은 유해 중금속이다. 자연적으로 만들어지기도 하지만 공장, 생활 쓰레기, 산업 폐기물 처리 과정 중에서 환경으로 나오기도 한다. 문제는 한번 배출되면 쉽게 없어지지 않고 오랫동안 남아 있는 데다 사람이나 동물의 몸속에 농축되어 장기간 나쁜 영향을 줄 수 있다는 점이다. 유해 중금속은 어린이들에게 빈혈이나 소화기장애, 간/신장 기능 이상, 발달장애를 일으킬 수 있다. 국제보건기구에서 발암 물질로 정하기도 하였다.

중금속이 알레르기 발생에도 영향을 미친다는 논쟁이 계속 있어 왔다. 몇 년 전 우리 연구팀에서 출산 전 중금속에 대한 노출이 아토피피부염과 관련이 있는지 조사한 적이 있다. 산모 331명의 제대혈에서 중금속 농도를 측정하고, 의사가 아이를 만 5세까지 정기적으로 진찰해서 아토피피부염 상태를 확인했다. 중금속의 제대혈 농도는 출산 전 태아에 대한 노출을 나타낸다. 분석 결과, 제대혈의 납 농도가 높을수록 아이들의 아토피피부염이 오래 지속되는 것으로 나타났다. 제대혈의 크롬 농도 역시 피부 증상의 정도와 연관성이 있었다. 2013년 국내 산모 637명을 대상으로 한 다른 연구에서도 제대혈의 카드뮴 수치가 높으면 아이가 태어나서 생후 6개월까지 아토피피부염이 더 많이 발생한다고 보고하였다.

특히 관심을 가져야 하는 대표적인 중금속은 수은이다. 최근 우리나라 어린이를 대상으로 한 혈액의 수은 수치는 $2\mu g/L$ 이상으로 미국을 비롯한 다른 나라 어린이들보다 높게 나타났다. 2019년 발표된 국내 아기들의 코호트 연구(MOCEH Mothers and Children's Environmental Health) 결과에서도 제대혈의 수은 농도가 높을수록 아토피피부염 발생이 많았다. 수은은 원소 수은, 무기 수은 화합물, 유기 수은 화합물과 같이 세 가지 형태로 존재하는데, 아말감 치아 충전재나 해산물 섭취를 통한 노출이 가장 흔하다.

미국에서 성인을 대상으로 한 국민건강영양조사 결과에서는 혈액의 납 농도가 집먼지진드기와 같은 흡입 항원에 대한 알레르기를 증가시키는 것으로 나왔다. 국내에서 2005년~2016년에 이루어진 성인 18,686명을 대상으로 한 조사에서도 혈액의 납과 카드뮴 농도가 높을수록 천식, 알레르기비염이 더 많이 생겼음을 알 수 있었다. 유해 중금속이 면역 균형을 깨뜨려 알레르기 과민 반응을 잘 일으키는 쪽으로 유도하기 때문이다. 이런 금속들이 사람의 면역 체계에 악영향을 미칠 수 있기 때문에 면역독소immunotoxin라고 부르기도 한다.

걱정할 현상은 일반적인 기준치를 초과하지 않은 농도에서도 알레르기 발생에 영향을 미칠 수 있다는 것이다. 중금속은 알레르기만이 아니라 어린이의 성장과 신경 발달에도 나쁜 영향을 미칠 수 있다. 납은 페인트, 휘발유와 같은 제품에서 발견된다. 어린이용 저가 장난감이나 학용품에서 기준치 이상의 납과 카드뮴이 검출돼서 환수되었다는 뉴스가 이슈가 되기도 한다. 크롬은 공기, 토양, 물에서도 검출된다. 오염된 물이나 음식을 먹어도 유해 중금속에 노출될 수 있다. 특히 수은이나 카드뮴이 해산물의 섭취와 연관이 있는 것으로 알려져 있어 어린 아기에게 생선을 먹일 때는 특별히 조심해야 한다. 그렇다고 해서 생선을 완전히 제한할 필요는 없다. 그래도 임산부나 나이가 어린 아이들은 참치처럼 먹이 사슬 위쪽에 있는 큰 생선을 먹지 않는 것이 좋다. 먹이 사슬의 위쪽에 있을수록, 몸집이 클수록, 다른 어류를 많이 잡아먹을수록 중금속 농도가 더 높아지기 때문이다.

중금속 문제는 환경 정책과도 연계되어야 한다. 초미세먼지를 분석하면 꽤 높은 농도의 납, 아연, 카드뮴, 비소와 같은 물질이 검출된다. 갑작스러운 변화를 이끌기 힘들지만 흡연에 노출되지 않도록 하고 일회용품 사용을 줄이는 등의 환경 정책에 적극적으로 동참해야 한다. 미세먼지가 높은 날은 외출을 줄이고, 외출을 하더라도 마스크 착용과 귀가 후 위생 관리에 더욱 신경을 써야 한다.

☺ 김지현 교수의 알레르기 관리 팁 ☺

중금속 노출을 줄이기 위해 아말감 치아 충전재 사용을 줄이고 먹이 사슬 위쪽에 있는 큰 생선을 너무 많이 먹지 않도록 해야 한다. 쿠킹 호일에 고기나 생선을 구워 먹는 생활 습관도 바꾸어야 한다. 비타민 B나 C 함량이 높은 과일이나 채소 섭취는 몸의 중금속을 배출하는 데 도움이 된다.

환자가 스승이다

몇 년 전, 발달장애 아기가 호흡이 불편해 보여 입원을 한 적이 있었다. 퇴원이 얼마 남지 않은 날, 병동에서 만난 엄마와 젊은 의사들 얼굴에 걱정이 가득했다. 아이가 어제 저녁부터 이전과 다르게 팔 다리를 꿈틀거리며 이상한 몸짓을 반복한다는 것이다. 경련인가 걱정을 하며 병실로 향했다. 아이를 마주한 내 얼굴에는 미소가 퍼졌다.

"이거, 아기가 뒤집으려고 준비하는 거에요. 아둥바둥 꼬물꼬물 귀엽죠?"

"어제 밤에 잠도 못 자고, 끙끙거리면서 표정도 불편한데요."

"원래 뒤집기 시작하면 다시 돌기도 힘들고 마음대로 못 하니까 힘들어서 끙끙대요. 며칠 지나 뒤집는 일이 자연스러워지면 좋아질 거예요."

아이에게 새로운 재주가 생겼다고 하니까 엄마 표정이 근심에서 기쁨으로 바뀌었다. 아니나 다를까, 끙끙거리며 힘들게 바둥거리던 아이는 며칠이 지나자 하루에도 몇 차례씩 뒤집고 다시 뒤집고 하더니 표정도 이전처럼 편안해졌다. 발달 문제로 걱정하던 모두에게 기쁨을 주는 순간이었다.

아이를 키우면서 마주하는 현실적 고민은 의학 교과서에 나오는 것이 아니다. 나 역시 이런 모습은 의과대학에서 배운 것이 아니라 내 아이를 키우면서 보고 겪은 일이다. 책에 나와 있는 설명대로, 순서대로 자라지 않는 아이들을 만나면 의사도 갈피를 잡기 어려운 때가 있다. 두 아이를 임신하고 키우지 않았다면 아직도 엄마들의 고민이 어떤 의미인지 완전히 이해하기 어려웠을 것이다. 그래서 어떻게 보면 나의 두 아들은 내게 고마운 스승이기도 하다.

아이가 쌀로 만든 뻥튀기를 먹고 온몸에 모기발진이 생기고 난리가 났어요. 뻥튀기 안에 밀가루가 포함된 것 같다고 하네요. 병원에서 검사를 하려고 피를 뽑았는데 왜 이렇게 꼬치꼬치 물어보는 걸까요? 대답하느라 시간도 오래 걸리고 힘들었어요.

알레르기 진단에는 병력이 매우 중요하다. 증상과 시간 사이에 연관성이 있어야 진단이 가능하기 때문이다. 혈액 검사에서 양성으로 나오더라도 음식을 먹을 때 또는 항원에 노출되었을 때 의미 있는 증상이 있어야 알레르기라고 진단할 수 있다. 그래서 시간이 오래 걸려도 병원에서는 이것저것 꼼꼼하게 물어본다. 그 안에 해법이 있는 경우가 많기 때문이다.

피부 발진이 생기면 무조건 알레르기가 있다고 여기는 경우가 있다. 하지만 두드러기가 나거나 피부가 빨개졌다고 모두 알레르기는 아니다. '다르다'와 '작동하다'라는 두 단어가 합쳐진 '알레르기'는 일반 사람들과 다르게 면역이 아주 예민하게 작동해서 나타나는 반응을 의미한다. 남과 다르게 나타나는 반응, 즉 특이 체질을 의미하기 때문에 매우 적은 사람들에게서만 문제가 되는 알레르기도 있다. 나의 멘토 교수님은 "환자는 스승"이라고 표현하셨다. 알레르기 분야에서 경험이 많은 의사를 따라잡기가 어려운 이유이기도 하다.

알레르기를 전공으로 한 의사들에게 가장 무서운 증상은 아나필락시스이다. 아나필락시스는 직접 먹지 않아도 피부에 묻거나 냄새에 노출되는 것만으로도 생길 수 있다. 네덜란드에서 있었던 사례로 평소 땅콩 알레르기가 있는 6살 아이가 수혈을 받다가 발진, 혈관부종, 저혈압, 호흡곤란으로 응급 치료를 받았다. 처음에는 수혈과 연관된 반응으로 생각했지만, 알고 보니 헌혈했던 사람이 전날 저녁에 먹은 땅콩이 알레르기의 원인이었다. 헌혈을 하고 24시간까지도 식품의 일부 성분이 남아 있을 수 있다는 실험 결과가 밝혀졌다.

상상하지 못했던 원인에 의해 아나필락시스가 발생하기도 한다. 가장 대표적인 것이 운동이다. 운동 후에 비만세포에서 히스타민이 폭발적으로 분비되어 증상이 나타난다. 몇 년 전 군에 입대한 지 얼마 안 된 환자가 아나필락시스 원인을 찾기 위해 병원을 방문했다. 평소 건강에 문제가 없었는데, 행군을 하다가 두드러기와 호흡곤란이 생기고 혈압이 떨어져 응급 처치를 받았다. 운동을 원인으로 의심하고 런닝머신에서 충분히 뛰도록 했지만 아무 증상이 없었다. 다시 물으니 행군을 하기 전 수제비를 먹었다고 한다. 평소 아무 문제없던 밀가루 음식을 병원에서 먹고 뛰자 아나필락시스가 나타났다. 어떤 음식을 먹고 운동을 할 때만 나타나는 '음식물 의존성 운동유발성 아나필락시스'이다. 이런 현상을 일으키는 음식은 밀이 가장 흔하지만 곡류, 갑각류, 조개류, 과일, 견과류, 대두, 달걀, 생선, 육류까지 다양한 원인이 있을 수 있다. "미리 알았더라면 군대에 안 가도 되지 않았을까요?" 머쓱하게 웃으면서 푸념하던 그가 생각이 난다. 운동을 하면 식품의 단백 항원이 혈액으로 흡수가 더 잘되어 아나필락시스가 쉽게 일어난다. 운동과 비슷한 역할을 하는 요인들이 또 있다. 너무 덥거나 추운 날씨, 피로, 수면 부족, 감기, 스트레스, 월경, 술, 약물 등이다. 그래서 알레르기가 있는 환자들은 평소 건강 관리도 중요하다.

바르는 연고에 의해 아나필락시스가 생겼던 환자도 있었다. 팔에 찰과상을 입은 환자가 항생 연고를 바르고 30분 후에 두드러기와 함께 기침과 호흡곤란이 생겼다. 증상이 좋아지고 연고제의 성분으로 유발 검사를 했더니 같은 반응이 나타났다. 먹거나 주사로 맞는 약만이 아니라 바르는 연고 역시 아나필락시스의 원인이 될 수 있다는 것이다. 피부 장벽이 손상되면 약물이 닿았을 때 몸으로 들어와 심한 반응을 일으킬 수 있다. 비슷한 경우로 보습제에 포함된 음식 성분이 아나필락시스와 같은 심한 반응을 유발하기도 한다. 피부가 튼튼하지 않은 상태에서는 피부에 직접 닿는 모든 것에 주의를 기울여야 한다.

새로 이사 간 집에서 아토피피부염이 걷잡을 수 없이 나빠진 환자가 있었다. 부모는 아이의 아토피가 염려되어 새집도, 너무 오래된 집도 피해서 햇빛이 잘 드는 아파트를 골랐다. 큰 도로에 인접하지 않고, 근처에 공사 현장도 없고, 공원 주변의 그야말로 가장 쾌적한 곳을 선택했다. 도배와 장판도 새로 하지 않고 가구도 새로 구입하지 않았다. 만반의 준비를 하고 입주했는데 아이의 피부가 점점 빨개지더니 진물이 났다. 부모는 그동안의 노력이 물거품이 된 것 같았다. 집 안 어딘가 곰팡이가 핀 것은 아닌지 샅샅이 확인하고 환기도 열심히 했다. 온도, 습도도 열심히 맞추었다. 아이에게 새로운 음식 알레르기가 생겼나 싶어서 검사도 했지만 모두 별다른 이상이 없었다. 원래부터 있었던 고양이 수치만 나왔는데, 이것도 이해할 수 없었다. 할머니 댁의 고양이까지 입양을 보냈고, 새로 반려동물을 들이지도 않았기 때문이다. 귀신이 곡할 노릇이었다.

이것저것 다 확인하고 마지막으로 전에 살던 집주인에게 연락을 해보도록 했다. 아니나 다를까 집을 내놓기 일주일 전까지 고양이 세 마리가 살았다고 한다. 그제야 수수께끼가 풀렸다. 고양이 항원은 천장이나 벽 여기저기에 달라붙어서 농도가 충분히 감소하는 데 6개월 이상 걸릴 수 있다. 고양이에 대한 과민 반응이 피부염으로 나왔던 것이다. 아이의 거처를 옮기자 피부 증상은 서서히 호전되었다. 이후에 이사를 고민하는 부모에게는 그 전 집주인이 반려동물을 언제까지 키웠는지도 물어보도록 하였다. 고생했던 아이가 내게 스승이 되었다.

문제를 푸는 비밀 열쇠는 환자 주변에 있기 마련이다. 아직 의사와 부모가 찾지 못했을 뿐, 아이의 침이나 장난감, 실내 환경, 보습제, 약물까지 모든 가능성을 열어두고 철저하게 점검해야 한다. 비밀이 풀리고 나면 이 환자는 나에게 스승이 된다. 새로운 문제를 고민하고 해결하며 경험이 쌓일수록 다음 환자의 실마리를 잘 찾아풀 수 있다. 진료실로 들어오는 어린 손님은 나에게 환자이기도 하면서 선생님이기도 하다. 그래서 항상 반갑고 또 고맙다.

알레르기를 예방하는 임산부 원칙 5가지

산모가 새로운 생명체를 외부의 침입자로 인식하고 공격한다면 아기에게는 큰 위협이 된다. 그래서 엄마 몸의 면역 시스템은 배 속의 태아를 공격하지 않기 위해 여러 가지 변화를 겪는다. 이런 변화로 면역세포에서 나오는 물질 중에는 알레르기를 일으키는 것도 있다. 면역 매개 물질이나 엄마가 먹은 음식 성분이 태반으로 연결된 태아에게도 영향을 준다. 아기는 세상에 나오기 전부터, 음식을 스스로 먹기 훨씬 이전부터 알레르기 위험에 노출될 수 있는 것이다. 그래서 아기의 제대혈에서도 알레르기 경향을 나타내는 바이오마커가 높게 측정되기도 한다.

가을과 겨울에 출생하는 아기들이 다른 계절보다 알레르기 발생이 높다는 연구 결과도 있다. 계절별로 엄마가 먹는 음식, 꽃가루와 같은 항원의 노출, 비타민 D 합성 정도에 차이가 나기 때문이다. 엄마의 식사나 환경이 태아기부터 알레르기에 영향을 미칠 수 있다는 의미이다. 육아용품처럼 아토피나 알레르기를 예방하기 위한 출산 전 준비 역시 필요하다.

① 균형 잡힌 식사

미국에서 1,277명의 산모를 대상으로 임신 중 섭취했던 음식의 종류와 섭취 빈도를 조사하고 출생한 어린이들의 알레르기 질환과의 연관성을 분석하였다. 그 결과 임신 기간 동안 땅콩, 우유, 밀을 많이 먹은 엄마의 아기들에서 알레르기 질환의 발생 빈도가 더 낮았다. 태반을 통해 전달되는 식품 단백질이 무조건 알레르기를 일으키는 방향으로 나쁘게 작용하지 않는다는 것이다. 임신 중 일부러 음식을 제한할 필요가 없다는 걸 의미하는 결과이다. 다양한 음식을 이용한 균형 잡힌 식단이 엄마와 아기의 건강에 훨씬 유익하다.

임신 중 채소와 과일이 풍부한 지중해식 식사는 태어날 아기의 알레르기 예방에 도움이 되는 식단이다. 균형 잡힌 식사에는 장 건강에 유용한 성분과 산화 방지 역할을 하는 영양소가 풍부하다. 아기의 아토피피부염뿐 아니라 천식, 알레르기 감작까지 예방하고 폐 기능을 높일 수 있다.

지중해식 식사에서 중요한 오메가3 지방산은 심혈관질환을 예방하고 지능 발달에 도움이 되는 좋은 영양소이다. 오메가3 지방산은 고등어, 꽁치, 청어와 같은 등 푸른 생선, 아몬드, 호두와 같은 견과류에 들어 있다. 최근 영국의 출생 코호트 연구에서 산모가 생선을 섭취하면 아기의 생후 5년까지 아토피피부염을 예방한다는 보고도 있었다. 호주, 독일, 영국에서는 임신 또는 수유 중인 엄마가 생선을 규칙적으로 섭취하도록 권장하고 있다. 물론 해산물에 알레르기가 없는 엄마에게만 해당하는 권고이다.

② 유익균과 비타민 D

임산부와 신생아에게 프로바이오틱스와 프리바이오틱스를 꾸준히 먹였더니 아토피피부염이 적게 생겼다는 보고가 늘고 있다. 식품알레르기에 대한 예방 효과도 긍정적인 기대를 모은다. 락토바실러스, 비피도박테리움이 대표적인 유익균으로 알려져 있다. 여러 유익균이 함께 들어 있는 복합 제품도 도움이 된다. 반대로 임신 중인 산모나 출생 초기 아기가 불필요하게 항생제를 투여받으면 장내의 유익균이 파괴되어 아토피피부염이나 알레르기 발생에 나쁜 영향을 줄 수 있다.

비타민 D는 다양한 면역세포에 작용하여 면역 반응을 적절하게 조절하는 역할을 한다. 최근 우리 연구팀에서 초등학교 1학년 학생의 혈액을 이용해서 비타민 D 농도를 분석하고 놀란 적이 있다. 비타민 D 농도가 기준치(30ng/mL) 이상인 학생이 전체의 17.6%밖에 되지 않았기 때문이다. 이 조사에서 비타민 D가 결핍된 학생은 아토피피부염과 알레르기비염 증상이 나타날 위험이 높은 것으로 나타났다. 특히 비타민 D는 뼈를 만들고 유지하는 데 중요하기 때문에 고등어, 연어, 우유, 달걀 노른자와 같은 음식을 통해서 충분히 섭취하고 적절한 야외 활동도 필수이다. 모유 수유를 하는 동안 아기들은 매일 400IU의 비타민 D를 보충해야 한다. 면역 기능을 높이는 효과로 인해 호흡기 감염을 줄이고 영아 천식, 즉 자주 쌕쌕거리는 아기들에게 도움이 된다. 하지만 임신 중과 출생 후 비타민 D를 보충한다고 해서 아토피피부염이 예방된다는 근거는 아직 부족하다.

③ 스트레스 관리

임신 중인 엄마가 우울과 불안 등의 스트레스를 많이 겪으면 아기에게 아토피피부염이 두 배 가까이 더 많이 생긴다. 엄마의 스트레스가 태아에게 노출되는 부신피질호르몬과 항산화 효소에 영향을 주기 때문이다. 첫째 아이의 아토피로 힘든 육아를 경험했던 엄마들은 둘째를 임신하면 다시 아토피를 겪게 될까 봐 악몽에 시달린다고 한다.

"걱정이 많으면 그 자체로 알레르기가 더 많이 생겨요. 좋은 생각을 더 많이 해야 아토피가 예방돼요."

그저 안심을 시키기 위한 말이 아니라 과학적인 근거를 가진 조언이다. 엄마가 좋아하는 음악을 들으며 행복한 시간을 가지는 것 자체로 아토피 예방이 가능하다. "사랑하는 우리 아기, 엄마 아빠가 기다리고 있어. 날짜 다 채워서 행복하게 만나자." 아빠가 엄마의 배를 쓰다듬으며 그림책을 읽어주는 것도 좋다. 아빠와 함께 하는 태교는 아기의 뇌 발달에도 도움이 된다고 하니 그야말로 일석이조이다.

④ 금연

건강하고 편안한 자궁 내 환경을 위해서는 실내외 환경 관리도 필요하다. 가장 중요한 한 가지만 꼽으라면 단연코 금연이다. 임신한 엄마는 물론이고 간접흡연 역시 태아에게 치명적이다. 아토피와 연관된 필라그린을 비롯한 피부 장벽 단백질, 지질에 손상을 일으키는 것으로 알려져 있다. 흡연이 무서운 또 하나의 이유는 그 영향이 자녀 세대, 심지어 손자 세대 이후까지 이어질 수 있다는 점이다. 이를 후성유전학적 변화라고 한다. 흡연에 노출이 되면 태아 유전자의 메틸화 정도가 달라지는데, 유전자가 만들어내는 단백질에 미치는 영향이 다음 세대에게로 대물림될 수 있다. 임신이 확인되는 순간, 부모 모두 담배는 더 이상 손대지 않기를 권한다. 전자담배 역시 추천하지 않는다. 건강한 부모로 지내기 위해서, 태어난 아기의 건강을 위해서, 더 나아가 먼 미래 손자 세대의 건강을 위해서!

⑤ 미세먼지

산모가 거주하는 곳의 미세먼지 역시 아기의 피부 건강에 빨간불이다. 특히 임신 초기와 중기가 매우 취약하다. 미세먼지가 많은 날은 외출이나 실내 환기를 줄이고 공기청정기를 사용해야 한다. 불가피하게 외출을 한다면 반드시 마스크를 착용해야 한다. 신혼부부 대부분이 리모델링을 많이 하고 신혼집을 꾸미는 것이 안타깝다. 이때 나오는 미세먼지, 총휘발성유기화합물, 벤젠이나 톨루엔, 이산화질소 등과 같은 오염 물질이 태아에게도 영향을 줄까 걱정된다. 적극적으로 환기를 하면서 베이크아웃을 해야 한다.

☺ 김지현 교수의 알레르기 관리 팁 ☺

★ **아토피와 알레르기의 예방 방법**

1. 산모가 특정 식품의 섭취를 제한하는 것은 권장되지 않는다.

2. 산모의 지중해식 식단은 아기의 아토피피부염과 천식 예방에 도움이 된다.

3. 3~4개월 이상 완전 모유 수유는 아기의 아토피피부염과 천식을 예방 하고 모유 자체의 유익한 효과를 기대할 수 있다.

4. 모유 수유가 불가능한 고위험군의 경우 가수분해 분유가 도움이 될 수 있다. 그러나 알레르기 예방을 위한 목적으로 가수분해 분유를 반드시 먹여야 하는 것은 아니다.

5. 생후 만 4~6개월부터 접하는 다양한 음식 섭취가 이후 알레르기 질환 발생을 예방할 수 있다. 알레르기질환의 발생을 예방하기 위하여 특정 식품의 섭취를 늦추는 것은 알레르기 예방에 도움이 되지 않는다. 생 후 만 4개월 이전에는 이유식을 시작하지 않는다.

6. 임신 중과 생후 초기 락토바실러스, 비피도박테리움이 포함된 프로바이 오틱스를 꾸준히 복용하면 아토피피부염의 예방에 도움이 될 수 있다.

7. 모유 수유를 하는 동안 아기들은 매일 400IU의 비타민 D를 보충해야 한다. 비타민 D 보충을 통해 호흡기 감염을 줄이고 영아 천식을 예방

할 수 있다.

8. 보습제 도포와 같은 피부 장벽 회복이 아토피피부염의 발생을 예방한
    다. 손을 잘 씻고 발라주어야 하고 음식 성분이 피부를 통해서 노출되
    지 않도록 주의해야 한다.

9. 알레르기질환 예방을 위해 임신 기간과 영아 초기에 미세먼지, 간접흡
    연, 프탈레이트 등의 노출을 줄이는 노력이 필요하다.

3

씩씩한 부모가 아토피를 이긴다

죄책감은 금물

육아는 걱정의 연속이다. 다른 아이들과 조금이라도 달라 보이면 선배 맘들에게 이것저것 물어보고 밤새 인터넷을 뒤지곤 한다. 피부에 돋은 작은 뾰루지 하나에도 가슴을 쓸어내리는 게 부모 마음이다. "알레르기 검사를 받아야 하나, 피 뽑을 때 아프면 어떡하지, 검사에서 이상이 나오면 어떡하지, 특수분유 안 먹을 텐데, 이 음식은 먹여야 하나, 유발 검사는 해야 하나, 강아지는 키워도 되나, 보습제는 뭘로 쓰나, 쓰다가 나빠지면 어쩌나, 의사 말은 다 들어야 하나." 끝도 없는 걱정은 죄책감으로 이어진다.

오늘 소아과에서 아토피 진단을 받았어요. 그것도 모르고 아무 로션이나 바르고 아기를 방치했던 것 같아요. 임신했을 때 커피랑 라면도 많이 먹었고. 제왕절개한 것도 후회돼요. 모든 것이 다 제 잘못 같아서 펑펑 울었어요. 얼마나 죄책감이 드는지 집에 오자마자 컴퓨터 켜고 아토피에 좋은 제품부터 찾고 있어요.

나 역시 아이의 병에 대해서 한동안 죄책감으로 힘들어했다. 세상에 일찍 나온 첫아이는 스스로 호흡하지 못해 인공호흡기를 달아야만 했다. 아토피피부염으로 고생하더니 영아 천식으로 쌕쌕거렸다. 모든 것이 내 탓인 것만 같았다. 하지만 진료실을 찾는 엄마들에게 미안한 마음을 갖지 말라고 강조한다. 힘들어하는 엄마 마음이 안되기만 해서 그런 것은 아니다. 엄마의 죄책감이 아이를 쌕쌕하고 독립적으로 키우는 데 방해가 되기 때문이다. 나 역시 육아 초기, 아이에게 자꾸 무언가를 사주면서 죄책감에서 벗어나려고 했다. 하지만 어느 때부턴가 이런 불편한 감정에서 벗어나자고 끊임없이 스스로를 다잡았다. 미안한 마음 때문에 아이의 미래를 망칠 수는 없었다.

엄마의 미안한 마음은 아토피를 하루빨리 해결하기 위해 검증되지 않은 치료 방법으로 이어지기도 한다. 아토피가 없어지면 내 탓이라는 불편한 마음에서 벗어날 수 있을 것 같기 때문이다. 하지만 합리적인 치료를 거부하고 검증되지 않은 치료법에만 매달리면 적절한 치료 시기를 놓쳐서 더 고생하는 경우가 많다. 아토피는 한두 달 고생해서 좋아지는 병이 아니다. 세상에 그런 치료법이 나온다면 노벨 의학상 대신 노벨 평화상이라도 주어야 할 것 같다. 가족의 평화를 이끌어낸 위인들이기 때문이다. 하지만 안타깝게도 아직 그런 약은 없다.

몇 년 전 영국에서 온 네 살 아이의 진료를 보며 놀랐던 일이 있다. 아이는 아토피피부염이 심한 상태였고, 아무리 달래도 엄마를 때리고 징징거리기만 하였다. 힘들게 진료를 이어가던 중 아이가 갑자기 엄마의 상의를 끌어올려 젖을 입에 물고 빨았다. 그 순간 진료실의 의료진은 모두 얼음처럼 굳어 버렸다. 외국에서 힘들게 아이를 키우던 엄마는 죄책감이 커져 단호하게 젖을 끊지 못했다고 했다. 공공장소에서 하면 안 되는 행동에 대한 훈육도 불가능했다. 잘못된 육아는 당장은 모르겠지만 이후에 아이에게 더 큰 미안함을 만들 수도 있다.

아이에게 생기는 모든 문제가 다 엄마 탓이고, 엄마가 완벽하게 해결해야 하는 것일까? 아토피피부염은 임신 중에 조심하지 않아서, 또는 아이에게 해주어야 할 것 한두 가지를 놓쳐서 생기는 병이 아니다. 백번 양보해서 아토피가 엄마 탓이라고 하더라도 과거의 일에 신경 써서 나아질 일은 없다. 아이를 위해 앞으로 해야 할 일에 집중하는 것이 더 현명하다.

부모의 미안함, 죄스러운 마음은 내 아이의 상태가 다른 아이보다 못나고 부족하다는 전제에서 시작한다. 지금 아이의 피부가 깨끗하지 않거나 몇 가지 음식을 먹지 못한다고 해서 남보다 못났다고 생각할 부모는 없을 것이다. 당연히 부끄러울 일도 움츠러들어야 할 일도 아니다. 엄마의 미안함이 지속된다면 아이는 무의식 속에 자신이 남에 비해 못나고 부족한 사람이라는 잘못된 이미지를 갖게 된다. 필연적으로 자아존중감에 나쁜 영향을 미친다. 어찌 보면 아이의 거친 피부보다 더 무서운 일이다. 소중한 엄마가 자신의 아토피 때문에 괴로워하고 마음 아파한다면 아이 역시 미안하고 위축될 수밖에 없다.

엄마의 죄책감이 과거 행동의 반성을 통해 미래를 개선하는 도구라면 아이에게 한없이 미안해도 괜찮다. 하지만 죄책감으로 미래를 개선할 수 없다. 오히려 아이를 망치는 나쁜 감정일 뿐이다. 과거에서 빠져나오자. 아름다운 세상을 볼 수 있도록 낳아주고 열심히 키우는 것만으로도 부모는 대단한 일을 하고 있는 것이다.

부모는 아이의 아토피 때문에 불행하다는 느낌이 들지 않도록 노력해야 한다. 아이의 존재만으로도 행복하다는 표현을 자주 해야 한다. 죄책감과 조급한 마음 대신 "부모는 강하다"는 마음으로 아이를 위한 미래 계획을 짜는 것이 바람직하다. 과거에 집착하기보다 안전한 치료 계획을 따라 실천하는 것이 더 중요하다. 주어진 상황과 시간에서 최선을 다하는 것으로도 우리는 좋은 부모이다. 누가 알아주지 않아도 이제 죄책감은 털어 버리자. 부모의 행복을 위해서, 그리고 우리 아이의 건강을 위해서!

'완벽'보다 '대충'하는 육아

몇 년 전 산전 초음파를 보고 "아기의 손가락이 여섯 개인데 아이를 지워야 할까?" 고민하는 글을 보았다. 내 눈을 믿을 수 없었다. 난 발가락이 여섯 개인 채로 태어났다. 오른쪽 둘째 발가락이 두 개인 데다 뭉뚱그려진 못난 발이다. 내가 엄마 배 속에 있던 때 산전 초음파가 없어 다행이라고 해야 하나. 엄마가 미리 알았어도 날 지워 낼 만큼 그리 가혹하지는 않았을 거라 믿고 싶다. 나는 인터넷에 흔적을 잘 남기지 않지만 그 카페의 글에는 댓글을 달았다. "저 발가락 여섯 개인데 잘 자랐어요. 아기 지우지 마세요."

부모는 임신한 순간부터 완벽한 아이로 키워야 한다는 체내 신호가 작동하는 것 같다. 아토피라는 진단을 듣고 나면 완벽해야 하는 아이의 인생에 첫 단추가 잘못 꿰인 것 같다는 느낌이 든다. 부모로서 아이에게 무언가 많이 해주어야 할 것 같다. 갖가지 음식을 제한하기도 하고 아토피에 좋다는 음식을 억지로 먹이기도 한다. 신체 활동을 싫어하는 아이에게 무조건 운동을 강요하기도 한다. 외래에서 "양배추, 버섯, 브로콜리 매일. 라면 절대 불가. 아침 여섯 시 기상. 매일 아침 한 시간 운동"이라고 얘기해달라며 쪽지를 건네는 아빠도 있었다. 아이에 대한 엄격한 관리가 무조건 건강에 도움이 된다는 믿음이 있는 것 같다.

　어떤 때는 내가 힘든 상황에서 이렇게까지 열심히 하는데 아이가 나의 기대를 충족하지 못한다는 생각이 든다. 그러면 부모는 자기도 모르게 더 욕심이 나고 속상해진다. 아이에게 필요 이상으로 실망하고 화가 나기도 한다. 이런 마음이 표현되면 부모와 아이 사이는 벌어지기 시작한다. 자아가 발달하는 사춘기가 되면 그 간극이 훨씬 커져서 가까이하기가 더 어려워진다.

　"선생님, 알레르기가 무서워서 외출을 못 하겠어요." 주변 여기저기에 존재하는 알레르기 항원이 무서워 아예 세상 밖으로 나가지 못하겠다고도 한다. 외식도 못 하고 새로운 음식 역시 시도할 수 없다. 그러나 이론적으로 세상에 존재하는 갖가지 물질들은 모두 알레르기를 일으킬 수 있다. 어떤 항원에 반응하는지는 개인 체질의 문제이다. 알레르기 가능성이 있는 모든 물질을 환자 주변에서 완전히 치우는 건 불가능하다. 알레르기가 무서워서 아무것도 할 수 없다는 것은 교통사고가 무서워서 밖에 나가지 못하는 것과 같다. 최대한 조심하되, 반응이 있더라도 잘 관리해서 회복해가면 된다.

　몇 년 전 진료실에서 만난 정훈이는 아토피가 심한 것만큼이나 상호작용이 안 되어 걱정을 많이 했던 아이이다. 아이의 피부는 진물과 피딱지로 엉망이었다. 처음 만났을 때 다른 아이들처럼 낯을 가리지도 싫은 기색을 보이지도 않았다. 의료진과 눈을 맞추지도 않고 엄마에게만 매달려 가려운 피부를 엄마 옷에 계속 비볐다. 놀이터에 가도 아이들 가까이 가지 않고 멀리 떨어져 논다고 했다.

엄마는 자폐 스펙트럼 장애가 아닐지 걱정이 된다면서 눈가가 촉촉해졌다. 아이의 상태에 대해서 엄마와 이야기를 나누다 보니 엄마의 불안과 긴장도가 너무 높아 보였다. 엄마는 음식을 먹이고 약을 사용할 때마다 체크리스트를 만들어 매번 기록하고 검토하느라 분주했다. 목욕도 보습도 집 안 환경 관리도 아빠에게 부탁할 수 없었다. 매일 유기농 식품으로 장을 보고 직접 만들어 먹였다. 아이의 피부 증상이 나빠질까 두려워 외출도 거의 하지 않았다.

내가 제시했던 첫 번째 처방은 시판되는 이유식으로 바꾸고 집안일에 도움을 받으라는 것이었다. 엄마가 집안일에 집중하는 동안 아이는 엄마를 찾아 매달리고 또 긁으며 피부 상처가 더 심해지기 때문이었다. 또 엄마가 지치면 정작 아토피 관리에 필요한 기본적인 피부 관리도 더 버겁기 마련이다. 아무리 완벽을 추구하려고 해도 엄마 몸은 하나이고 주어진 시간 역시 24시간에 불과하다. 엄마는 죄책감 때문에 직접 만든 이유식을 마지막까지 고집하였지만, 오랜 시간 노력하여 결국 설득에 성공하였다. 대신 여유가 생긴 엄마의 시간과 에너지를 아이의 피부 관리와 긁지 않도록 하는 일에 집중하도록 했다.

별것 아닌 이 처방을 따르면서 일주일이 지나자 아이 피부에서 진물과 딱지가 사라지기 시작했다. 다시 만났을 때 정훈이 상태는 눈에 띄게 좋아졌다. 더 놀라운 것은 바깥 활동을 하고 또래를 만나면서 아이의 사회성과 상호작용이 몰라보게 좋아졌다는 점이다. 엄마의 힘들고 우울한 표정이 밝아진 것은 당연한 결과였다.

아토피피부염이 심할 때 무조건 이유식을 사서 먹이라는 이야기는 아니다. 먹거리의 중요성은 백번 강조해도 지나침이 없지만 엄마라는 이름이 굴레가 되어 오히려 힘든 상황을 초래할 수도 있다는 것이다. 대충 키우는 육아가 도움이 될 때가 있다. 물론 가능하면 알레르기 원인 물질에 노출되지 않도록 하는 배려가 필요하다. 하지만 외식이 무섭고 먼지도 겁나고 꽃가루도 걱정돼서 외출을 두려워한다면 아이는 아무것도 배울 수 없다. 증상이 나빠질 것을 대비하여 약과 보습제를 챙기더라도 사람도 만나고 바깥세상도 익혀야 한다. 또래와 어울리고 야외 활동을 통해 여러 가지 경험을 하는 일 역시 아토피만큼이나 중요하다.

어떻게 보면 아픈 아이에 대한 부모의 집착은 당연하다. 하지만 부모도 아이도 너무 힘든 치료는 아토피피부염과 같은 만성 질환의 관리에 적합하지 않다. 마라톤을 단거리 달리기의 페이스로 끝까지 끌고 갈 수는 없다. 그래서 에너지 소모가 많거나 부담스러운 치료를 몇 년 이상 유지하는 것은 거의 불가능하다. 열심히 치료 방침을 따르는 마음가짐은 중요하지만, 너무 내 마음을 옭아매지 않도록 편하게 생각하는 것이 좋다. 부모가 힘들면 아이도 행복하지 않다.

힘들어하는 부모에게 지금은 은퇴하신 멘토 교수님은 "엄마, 대충 키워요"라고 하셨다. 아이를 낳아 키우고 진료실에서 많은 부모를 만나면서 이 조언의 의미를 되새기게 된다. 사실, 나는 큰아이를 조금 대충 키우기 위해서 둘째 임신을 계획하였다. 건강한 아이를 낳아 키우고 싶다는 욕심도 있었지만, 내 에너지가 둘째에게 분산되지 않으면 안 될 것 같았다. 완벽해지고 싶은 마음을 큰아이에게 그대로 쏟아낼까 두려웠다. 아이가 하나 더 있으면 덜 집착하게 된다. 시간도 부족하고 힘들어서, 완벽하고 싶어도 그럴 수가 없다. 세상에 완벽한 부모는 없다. "괜찮아. 더 나아질 거야." 만족하며 조금은 대충 키워도 좋을 것 같다.

아토피 클리닉은 부부 클리닉, 사랑과 전쟁

"아토피가 있는데 자꾸 라면을 먹어요. 뭐라고 좀 해주세요."

"괜찮아요. 첨가물에 민감하지만 않으면 먹이셔도 돼요. 오히려 못 먹게 하는 스트레스가 아토피에 더 나빠요."

내 대답이 끝나기도 전에 아빠가 엄마에게 레이저 눈빛을 쏜다.

"거봐, 내 말 맞지? 네가 말할 때마다 얼마나 짜증나는지 알아?"

"내가 뭘 어쨌다고? 아유, 내가 말을 말아야지."

아이의 건강을 위해 만난 공간에 싸늘한 긴장감이 감돈다. 부모는 아토피 관리 방법과 마음가짐이 서로 달라 너무 힘들다고 고백한다. "제가 너무 힘들어하고 신경질이 많아져서 남편도 제 눈치를 봐요. 서로 짜증을 내니까 집안이 온통 엉망이에요. 가족이 행복해질 수 있는 방법은 없을까요?" 아이가 아파 방문한 대학병원에서 이런 얘기를 꺼내는 것이 결코 쉽지 않았을 것이다. 얼마나 힘들고 위로를 받고 싶었을까 안쓰러운 마음이 든다. 만성 질환이 있는 아이를 함께 관리하다 보면 부모는 서로 걱정도 많고 예민해진다. 아이의 건강 문제로 시작된 갈등이 이혼까지 이어진 사례도 보았다.

부부 사이의 갈등이 아토피 관리까지 영향을 미치면 결혼의 목적을 상기시킨다. "결혼할 때 마음을 생각해보세요. 너무 사랑해서 두 분이 재밌게 살려고 결혼한 거잖아요. 아이 낳고 잘 키우는 게 결혼의 이유는 아니었을 거예요. 더 행복한 가정을 위해서 아이도 낳고 키우는 건데, 아이도 중요하지만 목적이 좀 바뀐 것 같지 않아요?" 두 사람이 고개를 끄덕인다. 사실 이 말은 과거에 내가 나에게 자주 하는 말이었다.

나 역시 아픈 아이를 키우면서 괴로운 30대를 보냈다. 지금도 병원 본관 지하를 지날 때면 이틀에 한 번 꼴로 울던 내가 떠올라 괴롭다. 아이를 맡기고 출근해서 밤늦게까지 일하며 남편과 날 선 대화라도 하는 날이면 나는 지하 화장실 구석 칸에서 혼자 울고 나와 마음을 추스렸다.

살다 보면 누구 아빠, 누구 엄마의 자리만 남고 원래 사랑하는 부부 사이는 없어지는 것처럼 느껴진다. 모든 일의 1순위는 아이로 바뀌고, 아이가 제대로 챙겨지지 않으면 배우자에게도 화가 난다. 아토피 아이를 키우는 나는 걱정이 한가득인데 배우자 기분이 좋아 보이면 그것도 화가 난다.

아픈 아이를 키우다 보면 부부 사이의 만족도가 확 떨어지는 것 같다. 언제 상태가 나빠지고 문제 상황이 생길지 몰라 불안해서 좋은 기분을 오래 유지하기가 어렵다. 집 안의 온도나 습도를 맞추는 별것 아닌 문제까지 의견 차이를 겪다 보면 부정적 감정이 바이러스처럼 옮겨간다. 몇 차례 비슷한 일로 마음이 상하고 나면 처음엔 겉으로 화를 내지만 나중엔 속으로 비난하고 아예 상대방에게 관심을 가지려 하지 않는다. 한집에 살아도 마음은 별거 상태이다.

하지만 아토피와 알레르기 관리에서 아빠와 엄마는 한 배를 탄 사이이다. 부부 사이의 갈등은 아토피 케어에 전혀 도움이 되지 않는다. 대립과 갈등이 심하면 부부가 탄 배는 산으로 가거나 뒤집힌다. 오랜 시간 노력이 필요한 아토피 관리는 한마음으로 힘을 내고 서로 도와야 한다. 아토피피부염은 시간이 지나면서 호전되고 알레르기 음식의 상당수도 먹을 수 있게 된다. 하지만 부부 사이는 시간이 지나도 저절로 해결이 되지 않는다. 아이의 아토피가 다 좋아졌는데도 부부 사이의 틈은 점점 벌어져 메꿀 수 없어진다.

내 진료실은 만성호흡기질환을 앓거나 가정용 인공호흡기를 달고 지내는 어린이도 찾는다. 인공기도를 통해 기계를 연결하여 호흡이 잘 되고 있는지 부모는 항상 마음을 졸이며 지낸다. 아이의 컨디션이 나쁘면 금방 생명을 위협하는 상황이 되기 때문에 일상은 긴장의 연속이다. 호흡기 클리닉의 환자와 부모를 만나면서 내가 얻은 큰 교훈이 있다. 아이의 병이 심각하면 부부 사이가 나쁘고 아이의 컨디션이 괜찮으면 부부 사이가 좋은 것은 아니라는 점이다. 긍정적인 에너지가 가득하고 안정적인 부모는 아이의 상태와 상관없이 서로 친밀하고 존중해준다. 아이의 상태가 나빠져도 서로 힘을 합해서 빨리 회복할 수 있도록 기운을 낸다.

방식은 달라도 대부분의 부부가 아이를 잘 키우려고 노력하는 마음은 같다. 그런데 서로 가장 인정받고 싶은 배우자에게 공감도 존중도 받지 못하면 마음의 상처가 크다. 가만히 생각해보면 내가 가장 힘들었던 시기에 남편 역시 힘든 터널을 지나고 있었던 것 같다. 남편은 자신이 열심히 일을 하는 것으로 최선을 다한다고 생각했을 것이다. 그런데 무언가 부족하다고 이야기하니까 공격을 받는 것처럼 느껴져 억울했을 것이다. 맞다. 나 역시 아픈 첫째와 어린 둘째에게 신경을 쓰면서 남편에게는 상대적으로 소홀했다. 나도 힘들다는 이유로 연애 시절만큼 배우자에게 최선을 다하지 못했던 것이다. 이후로 나는 남편에게 서운하고 원하는 것이 있을수록 고마움을 먼저 표현했다. 가족을 위한 남편의 노력을 인정하고, 필요한 것을 부탁했다. 남편의 표현이 부족하면 언성을 높이지 않고 "내가 오늘 힘들었는데 고맙다고 말해주면 좋겠어", "어제 들었던 말은 서운한데 미안하다고 말해주면 좋겠어." 콕 찍어 부탁했다. 엎드려 절 받기 같아도 상대방이 마음을 담아 얘기해주면 묵었던 서운함이 사라졌다. 놀랍게도 시간이 지나면서 남편도 바뀌었다. 스스로 고맙고 미안한 마음을 표현하기 시작했다. 남편이 친절해지면서 나도 더 잘하고 싶은 마음이 들었다.

내가 제일 힘들었던 시기에 남편에게 기대한 것은 그리 큰 것이 아니었다. 내가 가장 중요하고 소중한 사람이길 바란 것, 그리고 아이의 엄마이지만, 나 자체로 사랑받고 싶은 것이 전부였다. 배우자의 공감과 위로만큼 큰 원동력은 없다. 육아와 아토피 관리를 많이 돕지 못해도 "당신 정말 수고했어." 한 마디가 큰 역할을 하기도 한다. 그래서 간혹 엄마의 노력으로 아이의 피부염이 많이 좋아지면 진료실에서 만난 아빠에게 "엄마가 오늘 상을 받아야 해요. 아빠가 엄마에게 칭찬을 많이 해주세요." 얘기하기도 한다.

아이에게는 완벽한 부모가 되려고 애를 쓰면서 아이가 태어난 이후 완벽한 배우자가 되려는 노력은 없었던 것 같다. 아이가 아무리 부부 모두에게 소중한 보물이라 하더라도 아이에게 잘하는 것이 배우자에게 잘하는 것과 같을 수는 없다. 너무 뻔한 얘기이지만, 그리고 아직도 서툴지만, 내가 받고 싶은 것을 먼저 베풀어야 한다. 사실 배우자를 위하는 일이 만성 질환으로 고생하는 우리 아이를 위하는 일이기도 하다. 더 안정되고 편안한 가정 환경에서 관리를 받을 수 있기 때문이다. 내 마음이 힘들고 위로가 필요할 때 배우자에게 먼저 얘기하면 좋겠다. 부드럽고 따뜻하게.

"당신, 수고 많았어. 당신이 나에게 제일 중요한 사람이야."

엄마의 육아 vs 아빠의 육아

아이 아빠는 퇴근이 늦은 편이에요. 바쁜 건 알겠는데, 저도 독박 육아에 너무 지치네요. 집에 있는 주말이라도 아이랑 좀 놀아주면 좋을 텐데…. 아이 옆에서 컴퓨터만 하거나, 핸드폰만 만지고 있어요. 엄마랑 아빠랑 육아 온도 차가 이렇게 큰가요? 걱정이 돼서 잠깐이라도 맡기고 외출을 할 수가 없어요.

어린아이를 데리고 온 젊은 부부의 얼굴에서 서로에 대한 짜증이 묻어난다. 간혹 만나는 엄마들이 이 어려운 육아를 왜 아빠보다 많이 해야 하는지 억울해한다. 지친 엄마에게 잠깐이라도 아이를 아빠에게 맡기고 자유 시간을 가지라고 하면 고개를 젓는다. 아기를 본다는 의미가 엄마에게는 '돌보다care'이지만, 아빠에게는 '지켜보다see'라는 것이다. 피부나 주변 환경 변화를 세심하고 꼼꼼하게 체크하고 아기 상태가 나빠지기 전에 빨리 손을 써야 하는데, 마음에 들지 않는 엄마는 "내가 하고 말지." 포기하고 만다. 한 사람의 부담이 커지면 억울한 마음을 갖게 되어 작은 일에도 더 예민하게 반응한다.

첫아이를 키울 때 우리 부부도 그랬다. 아빠는 아이와 놀아줄

때도 결국 울리고 만다. 놀이의 목적이 어느 순간 아이와 아빠 사이의 한판 승부가 된다. 전쟁 놀이를 하더라도 시늉으로 끝나지 않고 아프게 때리고 끝을 본다. 나는 아이 엄마로 거듭나기 위해 애를 쓰는데, 왜 남편은 아이 아빠가 되려는 노력은 하지 않는 것 같을까? "육아 기분만 낸다."라는 표현이 딱 맞는 것 같다. 하지만 아빠와 엄마의 육아 방식은 달라도 아기를 사랑하는 마음은 같다. 아빠의 육아도 장점이 많다. 아빠의 육아는 보다 도전적이고 적극적이고 자신의 몸과 감정을 조절하는 데 도움이 된다. 아토피가 있는 아이에게도 꼭 필요한 덕목이다.

결혼 생활이나 부모됨도 첫걸음마부터 시작한다. 엄마는 아이를 임신하면 몸이 무거워지고 배 속에 아이의 꼬물꼬물 움직임을 느낄 때마다 "좋은 엄마가 돼야지." 다짐하고 어떻게 아이를 키울지 구상한다. 하지만 아빠의 몸은 그대로이고 무언가 계획해야 한다는 생각이 저절로 들지 않는다. 아빠가 된다는 생각만으로도 기뻤고, 나쁜 아빠가 되려는 마음은 추호도 없었기에 아기를 키우면서 비난을 받으면 당황스러울 뿐이다.

대부분의 성인이 부모됨과 자녀양육에 대하여 체계적인 교육을 받을 기회가 없다. 국가의 부모 자녀양육 교육은 미성년 자녀를 데리고 이혼을 앞둔 부부에게 이루어진다. 결혼을 앞두고 필요한 교육인데 말이다. 원만한 결혼 생활을 위해서는 자기주도 학습으로 육아 방법을 익혀야 한다.

아무리 사랑해도 서로 말하지 않으면 잘 모른다. 오해와 비난을 걷어낸 대화가 약이다. 육아와 집안일을 구체적으로 목록화해서 누가 담당할지 미리 정해야 한다. 그래야 도와주는 일이 아니라 함께하는 일이라는 마음이 든다. 가능하면 병원을 방문할 때도 함께 와서 설명을 듣는 것이 좋다. 여의치 않다면 병원에서 들었던 설명을 그날 바로 공유해야 한다. 엄마나 아빠 누구라도 피부를 관리하고 먹거리를 챙기고 약을 사용하는 것에 익숙해야 한다. 당연해 보이는 활동, 하다못해 아이가 울면 어떻게 할지, 목욕은 어떻게 시키고, 보습제는 언제 얼마나 발라주어야 하는지, 침은 무엇으로 얼마나 자주 닦아주어야 하는지 구체적인 공유가 필요하다.

아토피가 없어도 아이를 키우면서 안 싸우는 부부는 거의 없다. 결혼 만족도가 신혼 직후 가장 높고 첫아이를 낳으면서 바닥이라고 하는데, 나 역시 다르지 않았던 것 같다. 돌이켜 보면 첫아이를 낳은 이후 자꾸 부딪혔다. 몸이 힘들어 예민하고 육아에 대한 의견 차이가 생기기 때문이다. 결국 싸우는 이유는 사람이 변해서가 아니라 상황이 달라진 탓이다. 아토피 아이를 키우면서 마주하는 현실의 무수한 장벽과 스트레스를 겪으면서 미처 몰랐던 상대의 모습을 발견하게 된다. 무심함, 무책임, 무신경…. 하지만 지금 상대에게 너무 실망하거나 "당신은 어쩔 수 없어." 포기하면 둘 사이 관계는 평행선의 시작이다.

내 마음에 들지 않는 나의 일부도 30년 이상의 노력으로 고치기 힘든데 생판 남인 배우자를 어떻게 쉽게 바꿀 수 있을까? 미워하거나 뜯어고치려는 마음부터 바꾸어야 한다. 상대에게 바라는 것을 함께해야 하는 책임으로 받아들이는 것이 좋다. "당신이 목욕시킬 줄 알고 기다렸지만 내가 먼저 할게. 우리가 함께 해야 할 일이니까."라는 생각으로 "내가 먼저" 하면서 부탁하는 마음으로 대화를 시작해야 한다. "내가 이 부분은 양보할 테니 당신은 이걸 해주면 좋겠어." 상대를 탓하지 않고 비난하지 않는 대화법이어야 앙금이 남지 않는다. 부탁을 받는 입장에서도 "어떻게든 나를 부려먹는다."는 식의 반응은 안 된다. 상대가 더 많은 육아의 짐을 지고 있다면 고맙다고, 다음엔 내가 더 하겠다고 표현해야 한다. 아이의 아토피 치료를 위해서라도 우리는 행복한 가정을 만들어가야 할 책임이 있다. 서로의 육아 방식을 존중하고 대화를 통해 조율하면서 어떻게든 함께 잘 사는 방법을 찾아야 한다.

내려놓는 연습을 하자

초등학교 3학년 서연이는 호흡곤란으로 외래를 방문했다. 어릴 적 아토피피부염이 심했던 아이는 돌 무렵 과자를 먹고 호흡이 가빠져 응급실 신세를 졌다. 조금만 늦었어도 큰일 날 뻔했다는 이야기를 듣고 엄마는 이런 일이 다시 생길까 너무 무서워했다. 엄마는 아이에게 밀가루 음식을 잘못 먹으면 엄마도 아빠도 보지 못하고 죽게 될 거라고 강조했다. 서연이는 누군가 음식을 먹고 있으면 가까이 가지 않았다. 한글을 익힌 후로는 스스로 성분 표시도 확인했다. 입학한 후로는 피부도 깨끗해지고 밀도 조금씩 먹게 되었지만 엄마는 새로운 알레르기 걱정으로 잠을 잘 수가 없었다.

서연이의 진찰 소견과 검사 결과는 모두 정상이었다. 엄마와 아이에게 검사 결과를 알려주고 괜찮다고 설명하였다. 약 처방도 필요 없었지만 엄마의 불안은 줄지 않았다. "정말 괜찮은 게 맞나요?" 묻고 또 물었다. 다시 안심을 시키며 엄마의 염려가 아이의 증상을 더 크게 키우지 않도록 당부했다. 한 달 후 만났을 때 서연이는 편안하게 숨도 잘 쉬고 아무 문제도 없었다.

심리적으로 불안과 긴장 상태가 지속되어 호흡곤란이나 만성 기침을 호소하는 아이들이 늘고 있다. 특히 알레르기가 있었거나

씩씩한 부모가 아토피를 이긴다

207

천식의 가능성이 있다는 설명을 들은 경우 신체 증상이 더 많이 나타난다. 부모가 불안한 모습을 보이면 아이 역시 자신의 건강을 불안해한다. 건강에 대한 걱정은 신체 감각에 대한 과민함으로 이어진다. 마음을 내려놓는 연습이 필요하다. 신경을 쓰지 말라는 것이 아니라 적당히 신경을 쓰고 살자는 의미이다. 그래서 훌륭한 부모는 훌륭한 연기자가 되어야 한다고 자주 얘기한다.

지금 고민하는 문제 중 3분의 2 이상은 시간이 지나면서 자연적으로 해결되는 일이다. 서연이 역시 심한 아토피도 모두 나았고, 알레르기 음식도 먹을 수 있게 되었다. 아이가 제대로 크고 있는 걸까, 왜 이렇게 안 먹을까, 뭔가 놓치는 건 아닐까, 제대로 공부는 따라가는 걸까, 친구는 잘 사귈 수 있을까, 그런 고민은 남들도 다 하는 고민이다. 진료실에서 만나는 부모의 걱정은 대부분 비슷하다. 그 상황에 아이에게 최선을 다하고 있다면, 만약 그 길이 아니어도 다시 바꿀 용기가 있다면, 지금 아이에게 하고 있는 고민은 대부분 잘 해결되는 일이다. 과거의 나에게 돌아가서 "지금 너의 미래에서 왔는데 괜찮아. 다 해결될 일이야." 말해 줄 수 있으면 좋겠다.

모두가 남들에게 일일이 말하지 않을 뿐 고민 몇 가지는 다 가지고 있다. 답답하지 않은 부모는 없다. 하지만 지금 있는 그대로의 상황을 즐기고 받아들이면서 육아를 즐기는 부모가 훌륭한 부모이다. 우리 앞에 주어진 크고 작은 산을 아이와 함께 씩씩하게 넘어야 아이는 올곧게 성장한다. 부족함이 한 군데도 있어서는 안 된다는 강박에서 벗어나자. 마음을 내려놓고 좀 늦게 가도 괜찮다고 되뇌어도 좋다. 우리 아이들은 대부분 다 잘 자란다. 언제나 상당수는 시간이 약이다.

산만하고 친구가 없는 아이, 아토피 때문일까

"선생님, 정신건강의학과 상담도 해주시나요?"

"무슨 걱정이 있으세요?"

"세원이가 요즘 통 집중을 못 해요. 아무래도 아토피 때문에 가려워서 그런 것 같은데…. 집중도 못 하고. 수업 시간에 자꾸 돌아다녀서 지적을 받아요. 선생님한테 자주 혼나서인지 눈도 깜빡거리고 킁킁 소리도 내고. 혹시 틱은 아닌지 걱정이 돼요."

아토피 클리닉에서 아이 심리 문제로 고민하고 상담을 원하는 부모가 적지 않다. 오랫동안 피부염을 앓다 보니 주의력, 사회성, 불안과 관련한 심리적 문제가 아토피 때문이 아닐까 걱정이 된다. 친구가 없어 보여도, 공부 머리가 없는 것 같아도, 부끄럼이 많아도, 짜증이 늘어도, 모든 게 다 아토피 때문인 것 같다.

아토피피부염이 없었으면 이런 문제는 없었을까? 얼마 전 텔레비전에서 연예인들이 자신의 어린 시절과 기질에 대해 털어놓고 상담을 받는 프로그램을 보았다. 늘 바르고 고운 이미지의 배우 이윤지 씨가 자신이 어릴 때부터 지나치게 감정 표현을 억누르고 항상 어른스럽게 행동했다고 소개하며 아무래도 아픈 오빠가 있었던 가정 환경 영향을 받은 것 같다고 했다. 이윤지 씨는 담담하게 이야기를 이어가다가 아이를 양육하며 깨닫게 된 생각을 꺼내놓았다. 자신보다 좋은 환경에서 자라고 있는 아이가 본인의 기질을 닮은 것을 보면서 느낀 점이 있다고 한다.

"과연 저의 이런 기질이 아픈 오빠 때문이었을까요? 원래 타고난 성향이 이랬던 거고, 오빠 때문만은 아니었을 수 있는데. 너무 오빠와 연결해서 과하게 생각한 게 아닐까 싶어요."

그렇다. 우리는 아이의 어떤 부분이 크게 보이면 모든 게 다 그것 때문이라고 쉽게 단정 짓는다. 아토피가 없었다고 해도 아이의 기질 자체가 원래 그런 것일 수도 있는데 말이다.

심한 아토피피부염과 알레르기가 있었지만 멋있게 잘 자란 환자들을 많이 만난다. 예민한 성향을 잘 살려서 다른 사람을 배려하고, 공부나 예술 분야에서 뛰어난 재능을 발휘하고 있다. 이 친구들의 공통점은 항상 밝고 긍정적인 에너지가 넘친다는 점이다. "아토피가 있어서 공부하기 힘들겠다."는 나의 걱정에 "괜찮아요. 밤에 잠이 잘 안 오니까 더 오래 깨어 있을 수 있어요", "저보다 더 힘든 아이들도 있어요. 더 대단한 애들이 많아요", "대학교에 가면 스트레스도 적어져서 나아질 것 같아요."라고 대답한다. 좌절하는 얘기를 거의 듣지 못한 것 같다. 어릴 때부터 피부 관리를 스스로 해서인지 자기주도성도 좋은 편이다. 놀랍게도 부모 역시 비슷한 성향을 보인다. 화를 내거나 불안해하며 감정의 나락으로 빠져들지 않는다. 아토피가 심했던 어릴 때도 "선생님, 제가 다음 외래까지 오늘 알려준 대로 잘하고 올게요. 곧 나아지겠죠. 너무 걱정하지 마세요."라며 오히려 나를 위로하기도 했다.

물론 모든 환자가 최고의 회복탄력성과 자기주도성을 보이고 예민함을 긍정적으로 만드는 것은 아니다. 2010년부터 2015년까지 건강보험 빅데이터를 분석한 결과를 보면 아토피피부염이 있는 환자들은 대조군보다 ADHD나 자폐 스펙트럼 장애가 생길 위험이 약 1.5배 높았다. 가렵고 불편한 증상을 과격하게 표현하거나 수면 장애와 연관된 문제를 나타내는 경우도 있다. 너무 걱정할 필요는 없지만 아토피 아이의 주의력, 행동, 심리가 또래와 다르지 않은지에 관심을 가져야 한다.

아토피나 알레르기가 있는 아이들을 키우다 보면 "안 돼."라는 말이 많아진다. 나빠질 게 뻔한 상황에서 반사적으로 나온다. 예민한 아이들은 안 된다는 표현을 다른 아이들보다 더 불편하게 받아들이기도 한다. 아토피 아이에 대한 미안함 때문에 안 된다는 말을 제대로 하지 않는 경우도 있다. 너무 허용적으로 대하면 아이는 당연히 익혀야 할 지침을 배우지 못한다. 그러면 또래나 선생님과의 생활이 더 불편해지고, 사회성 문제와 학업 능력 저하로 이어진다. 규범을 잘 지키고 다른 아이들과 잘 어울리는 아이로 키우려면 불편하더라도 안 된다는 지침을 명확히 알려주어야 한다. 칭찬할 수 있는 상황에서는 칭찬을 많이 해주되, 허용할 수 없는 상황에서는 단호하게 안 된다는 메시지를 주어야 한다.

아이를 함께 돌보는 교사와 소아청소년과 의사, 친척이 미처 엄마가 보지 못한 아이의 특별한 점을 발견할 수 있다. 매일 시나브로 자라는 내 아이의 변화가 이들 눈에는 한 번에 들어올 때가 있기 때문이다. 주변의 누군가가 다른 아이보다 주의력이나 행동, 사물에 대한 관심이 확연하게 달라 보인다고 하면 부모는 객관적인 눈으로 내 아이를 다시 보아야 한다. 이때는 전문가의 상담과 검사가 필요하다. 나 역시 간혹 환자들에게 심리적 문제나 발달 평가가 필요하다는 판단을 내리는 경우도 있다.

"확실한 진단을 받으면 더 무서울 것 같아서 싫어요. 그게 맞다고 하면 어떻게 해요?"

내 마음이 힘든 것보다 아이가 앞으로 살아가는 세상이 편하도록 도와주는 것이 더 올바른 결정이다. 아이에게 속상한 상황이 생겨도 가장 이성적인 판단을 해야 할 의무가 있다. 무서워도, 두려워도, 아이에게 필요하면 전문가도 만나야 하고 치료도 받아야 한다.

아토피보다 더 높은 산이 있다

응급실에서 만난 중학생 윤아의 얼굴은 펀치로 찍은 듯한 상처와 검붉은 피딱지가 가득했다. 누런 가피로 덮인 피부에 진물이 차올라서 눈도 뜨지 못했다. 아토피피부염에 동반된 헤르페스 바이러스와 포도상구균 감염으로 항생제와 항바이러스제를 투약하며 입원 치료를 받았다. 하지만 헤르페스 바이러스는 한 번 생기면 자꾸 재발한다. 재발을 경험한 윤아와 엄마의 마음은 안정을 찾지 못했다. 조금만 가려워도, 피부색이 이상해도 병원으로 뛰었다. 피부 발진이 심한 날 아침은 장이 예민해져서 학교에 가는 것도 쉽지 않았다. 뇌와 장은 아주 밀접하게 연결되어 있어서 걱정이 많고 예민해지면 장 증상도 자주 심해진다.

만성, 재발성 경과는 아토피피부염의 가장 큰 특징 중 하나이다. 불안한 마음은 어찌 보면 당연하다. 하지만 아토피는 마라톤이다. 짧은 호흡으로 에너지를 소진하면 그다음은 뛸 수가 없다. 의사도 부모도 환자도 숨을 잘 고르고 긴 호흡으로 함께 가야 오랫동안 지치지 않고 이겨낼 수 있다.

몇 달쯤 지나면서 윤아는 많이 달라졌다. 불안한 표정과 반복하던 질문이 없어지고, 대기실에서 조용히 책을 읽으며 마음을 안

정시켰다. 하지만 엄마는 윤아의 완벽하지 않은 학교 생활을 염려했다. 지각과 결석, 공부에 집중할 수 없는 상황으로 엄마는 말할 수 없이 초조했다. 중요한 시기에 공부가 늦어져서 엄마가 조바심을 낼 때, 나는 윤아 편이었다. "인생에서 1~2년은 아무것도 아니에요. 윤아가 행복하고 걱정을 덜 수 있으면 조금 늦어지는 것은 괜찮아요. 지금 못한다고 계속 안 할 아이가 아니니까 기다려 주어도 괜찮지 않아요?" 어느 날 윤아는 마음이 더 편해졌다며 휴학했다는 사실을 고백했다. 나는 윤아의 결정을 응원했다.

윤아는 편안한 마음으로 피부를 관리하면서 이전처럼 나빠질 일은 거의 없다는 것을, 그리고 나빠져도 잘 회복할 수 있다는 것을 스스로 깨달았다. 결국 윤아는 한 해 늦게 고등학교를 졸업했지만 본인이 원하는 대학의 전공학과로 진학을 했다. "윤아야, 너는 앞으로 잘될 거야. 아무 일 없던 사람보다 힘든 일을 겪고 잘 이겨낸 사람이 더 단단하거든. 남들이 힘들고 실망할 때 너는 극복할 수 있는 또 하나의 무기를 가진 거야. 합격 축하해." 다시 만났을 때 윤아를 꼭 안아주었다.

끔찍한 아토피를 겪으면 세상이 끝난 것처럼 느껴진다. 그러나 아토피보다 더 높은 산이 있다. 윤아에게는 아토피 악화로 인한 트라우마, 가족이 함께 겪은 불안과의 싸움이 또 하나의 큰 산이었다.

나 역시 내 아이들이 아토피를 겪을 때 피부만 좋아지면 모든 걱정이 사라질 줄 알았다. 하지만 아토피가 낫고 나서는 영아 천식으로 새로운 걱정이 생겼다. 쌕쌕거리는 일이 줄고 나서는 걷고 뛰고 말하는 문제로 골머리를 앓았다. 발달이 나아져도 학교 문제, 사춘기, 아이가 겪는 다양한 고민들이 나를 기다렸다. 육아는 꽃길이 아니다. 결혼 전에 미리 알았더라도 아이를 둘이나 낳았을까? 농담처럼 엄마들과 얘기하며 웃곤 한다.

멀리 보는 부모가 승리한다

우리 진료실에서는 간혹 박수 소리가 울려 퍼진다. 면역요법을 끝내거나 병원을 졸업(?)하면 표창장을 주고 아이와 함께 사진도 찍는다. 하지만 이 기쁜 순간에도 앞으로 긴장의 끈을 놓지 말라는 이야기를 덧붙인다. 민감한 체질이 이어지면서 새로운 알레르기 증상으로 다시 만나는 경우가 있기 때문이다.

진료실에서 드물지 않게 "피부를 얻고 기관지를 잃었다"는 엄마들을 만난다. 이것만큼 알레르기질환의 자연 경과를 잘 설명하는 말도 없을 것이다. 일반적으로 소아 알레르기의 경과를 '알레르기 행진' 또는 '아토피 행진'이라고 한다. 나이가 들면서 원래 있던 병이 좋아지고, 새로운 병이 생긴다는 의미이다. 어렸을 때는 주로 식품알레르기, 위장관 알레르기, 아토피피부염이 있다가 성장하면서 천식, 알레르기비염이 생긴다.

캐나다에서 어린이 2,311명을 추적한 결과 한 살 때 아토피피부염과 알레르기 검사에서 이상이 있었던 아이는 세 살이 되어 천식과 알레르기비염이 생길 위험이 각각 7배와 11배나 높은 것으로 나타났다. 태국에서도 2004년도부터 2014년까지 알레르기 클리닉에 방문한 어린이 102명을 추적 관찰하였을 때, 두 돌 이전에 아토피피부염이 있었던 아이들의 62%에서 알레르기비염이, 29%에서 천식이 진단되었다. 부모의 눈에는 피부를 얻고 호흡기를 잃은 것처럼 보일 수 있다.

아토피피부염이 다른 알레르기로 진행하는 이유는 피부 장벽 이상, 피부의 미생물균총(마이크로바이옴microbiome) 불균형, 환경 요인 등으로 설명한다. 피부 장벽이 손상되면 외부의 항원이 깨진 틈을 통해 들어오고 면역 물질들을 활성화시킨다. 이런 면역 물질과 염증 반응은 혈액과 면역 기관에서 알레르기 질환이 생기도록 끊임없이 자극한다. 피부가 알레르기질환이 생기는 첫 번째 관문이라는 것은 동물 실험에서도 볼 수 있다.

아주 어릴 때부터 아토피피부염이 있거나, 피부 증상이 심하거나, 가족력이 있거나, 피부염이 오랫동안 지속된 경우 다른 알레르기질환으로 더 잘 진행한다. 따라서 이미 생긴 아토피피부염은 어쩔 수 없어도 피부 증상이 더 심해지거나 오래가지 않도록, 그리고 새로운 알레르기가 생기지 않도록 노력해야 한다. 아이의 피부가 거칠어지고 붉어지는 순간부터 피부 관리와 환경 관리에 집중하는 것이다. 이런 노력은 지금의 피부 증상만을 위한 것이 아니라 10대 이후의 비염이나 천식까지 예방하는 길이기도 하다. 멀리 보는 부모가 알레르기와의 긴 전쟁에서 이길 수 있다. 핵심은 촉촉하고 튼튼한 피부이다.

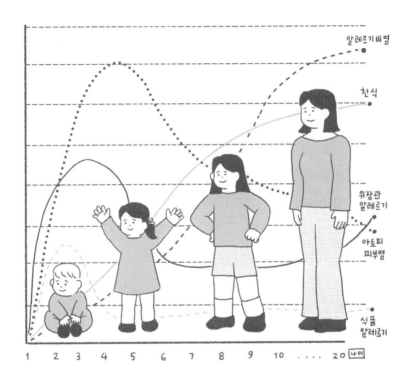

알레르기비염

천식

위장관
알레르기

아토피
피부염

식품
알레르기

1 2 3 4 5 6 7 8 9 10 . . . . 20 나이

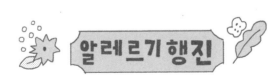

알레르기 행진

"동물에 일찍 노출되는 아이들이 면역을 조절하는 능력이 좋아져 알레르기 발생이 적다."는 보고가 있기도 했지만, 아직까지는 확실한 결론이 나지 않았다. 오히려 4세 이전에 개나 고양이에 노출된 아이들은 알레르기 검사에서 동물에 양성으로 나오는 경우가 더 많다. 고양이나 개에 알레르기가 있으면 폐 기능이 감소하거나 심한 천식과 연관된다는 연구도 여럿 있다. 흡연과 공기오염 물질, 집먼지진드기, 곰팡이 역시 우리 아이들의 알레르기 면역 반응을 자극하는 환경 요인이다. 건조한 피부만큼이나 아이의 미래를 위해 신경 써야 할 대상이다.

사춘기 준비는 유아기 이전부터

진료실 문을 열고 들어선 엄마와 딸 사이에 시베리아 한기가 느껴진다. 딱 봐도 사춘기인 소녀는 고개를 푹 숙이고 있어 표정을 읽을 수가 없다. 엄마는 아이의 단점부터 쏟아 놓는다.

"이제 좀 컸다고 관리를 하나도 안 해요. 그러니 피부가 나빠지지, 좋아져요? 보습제 좀 바르라고 그렇게 얘기를 해도 도통 듣지를 않아요. 가려워서 집중이 안 된다고 공부는 안 하면서 약은 하나도 안 발라요. 발라준다고 해도 성질만 내고."

치료가 잘 되었던 아이들이 청소년기가 되면서 병원을 다시 찾는 경우가 많다. 사춘기에는 피부 관리의 주체가 부모에서 환자에게로 넘어온다. 순했던 아이가 로션 소리만 나와도 화를 낸다. 청개구리처럼 보란 듯이 보습도 더 안 하고 샤워도 건너뛴다. 자기 마음대로 사서 바르고 멋을 내는 화장품이 접촉 피부염의 원인이 되기도 한다. 사춘기에 피부 관리를 열심히 하지 못하는 이유는 어쩔 수 없는 경우가 많다. 귀찮고 짜증이 난다는 것이다.

"너를 도와주려고 물어봤는데, 귀찮아서라고 하니까 해줄 수 있는 게 없어서 속상하다. 근데 너도 알지? 세상은 원래 귀찮고 힘들고 짜증 나는 거야. 사는 게 매일 재미있진 않거든. 그래도 덜 짜증 나고 덜 힘든 방법을 찾는 게 좋아."

"저도 알거든요. 근데 자꾸 잔소리하고 화내니까 하기 싫어요."

"그래서 화가 났구나. 선생님이 엄마에게도 한 번만 얘기하라고 할게. 선생님한테는 네 인생, 네 건강이 더 중요해."

간혹 아이의 눈이 반짝 빛나는 순간이 있다면 놓치지 않고 얘기한다.

"엄마에게 복수라도 하듯이 샤워도 안 하고 로션도 바르지 않고 약도 안 쓰면 피부는 더 나빠져. 당연히 더 가렵고, 염증은 심해지거든. 그러면 약도 안 들어서 더 많이 써야 하고. 화가 나서 네 건강을 망칠 필요는 없을 것 같아. 자꾸 잊어버리는 게 문제면 알람을 맞추어서라도 피부 관리를 하면 좋겠어. 이번에 쓰는 약이 귀찮고 힘들면 다음엔 더 간단한 방법으로 바꿔볼게."

이 정도에 아이가 수긍하고 조금이라도 변한다면 감사한 일이다. 소통만 가능하다면 더 나은 방법은 얼마든지 찾을 수 있다.

하지만 부모와 사춘기 자녀 관계는 상당수 회복이 어렵다. 어떤 경우는 아이가 바뀌어도 부모가 바뀌지 않는다. "내 아이는 내가 잘 안다"는 신념이다. 이 경우 상당수는 집에서도 아이를 과도하게 통제하려는 경향을 보인다. 반복되면 아이는 화를 내거나 아예 입을 닫는다. 대부분의 부모는 아이를 가장 잘 안다고 생각하지만 아이의 성격이나 원하는 바를 파악하지 못하는 경우가 적지 않다.

부모가 아무리 좋은 말을 해도 아이들은 그 말투와 표정에 우선 질린다고 한다. 화를 내거나 몰아세우지 말고 힘든 상황을 인정해야 한다. 그리고 부모가 한 번 더 지는 것으로 상황을 정리하면 오히려 관계가 편해진다. 아이와의 거리두기도 필요하다. 내가 진료실에서 아이들과 싸우지 않는 이유는 자식처럼 이기려 들지 않기 때문이다. 이렇게 얘기하면 대부분의 부모는 "저도 남의 집 아이라면 그렇게 하겠어요."라고 얘기한다. 맞는 말이다. 부모도 대화만큼은 남의 집 아이를 대하듯 하면 편하다. 잔소리도 줄여야 한다. 머릿속에 하고 싶은 말 중 3분의 1이면 충분하다. 이것도 어려우면 짧은 카톡이나 문자 메시지를 이용한다. 너무 많은 잔소리와 중요한 메시지를 같이 전달하면 잔소리에 묻혀서 제대로 듣지 않는다는 것을 기억해야 한다.

사춘기 아토피는 대부분 성인기로 이어진다. 외모나 자존감이 중요한 시기에 아토피와 알레르기는 가혹한 역경이다. 아토피를 두고 아이와 끝없이 대립하고 큰소리로 격하게 싸우면 아이의 공격성은 점점 더 커진다. 괴물 같은 자기 모습에 화가 나고 실망하면서 자아 존중감은 엉망이 된다. 오히려 이 폭풍을 잘 견디고 이겨내면 이후에 아이의 인생에서 닥칠 어려움 따위는 문제가 되지 않을 것이다.

부모-환자 관계는 아이가 사춘기가 된 이후 바로잡으려면 늦는 경우가 상당수이다. 아이가 어릴 때부터 기질에 따라 여유를 가지고 유연성 있게 대처하는 자세가 필요하다. 사춘기를 준비하는 가장 중요한 요소는 부모와의 관계를 해치지 않는 것이라는 점을 잊지 말아야 한다.

잔소리는 아끼더라도 부모의 도움이 필요한 순간부터 "앞으로 우리 ○○이가 스스로 해야 하는 일이니까 잘 봐." 말을 하면서 알려주어야 한다. 육아의 최종 목표는 아이가 자립하는 것이고, 어느 나이가 되면 모든 것을 스스로 해야 하기 때문이다. 어릴 때는 조용히 알아서 다 해주다가 어느 날 갑자기 "너는 지금 몇 살이나 됐는데 아직 이런 걸 엄마가 쫓아다니며 말해야겠니?" 하면 아이는 당황한다. 한두 번 얘기만으로 할 수 있게 되는 아이는 많지 않다.

어릴 때부터 가정에서 지켜야 하는 기본적인 수칙 몇 가지를 정하고 그 범위 안에서 이야기하는 것이 좋다. 자연스럽게 규칙에 익숙해지면 청소년기에 잔소리할 일이 줄어든다. 아토피 아이의 규칙에는 피부 관리, 외출 시기, 제한 식이가 포함되어야 한다. 대신 별것 아닌 것, 위험하지 않은 것, 남에게 피해를 주지 않는 것, 아이 인생에 큰 영향을 주는 것이 아니라면 허용해도 괜찮다. 숙제 먼저 하고 샤워하기로 했는데 샤워부터 하고 숙제를 한다고 큰일 나지 않는다. 부모가 원하는 방식 그대로 따를 수는 없다.

세상을 바꾸어야 아이가 산다

진료실에 들어온 민성이 엄마가 머뭇머뭇 가방에서 서류를 꺼내며 눈물을 쏟는다. 입학을 앞두고 사망서약을 해야 한다는 것이다. 동의서에는 에피네프린 자가주사약을 사용하고 아이가 사망해도 학교와 교사에게 책임을 묻지 않겠다는 서명란이 있었다. 2018년 학교보건법이 개정되면서 보건교사가 에피네프린을 주사할 수 있게 되었지만 학부모의 동의를 먼저 받도록 한 것이다. 법 시행 초기 사용된 동의서의 어조는 강하고 무서웠다. 학교와 교사의 입장도 충분히 이해가 된다. 선의로 아이들을 돕고 싶어도 심한 비난이나 법적 책임에서 자유로울 수 없다면 선뜻 나서기 힘들 것이다.

이 법이 제정되기 전에는 학교에서 아나필락시스가 생겨도 에피네프린 자가주사약 사용이 어려웠다. 안전성이 입증된 주사제인데도 아이들이 위험에 방치되는 안타까운 상황이었다. 학교에서도 책임을 피할 법적 조항이 없었기 때문에 1학년 어린이가 스스로 주사를 놓도록 하는 일까지 있었다. 의사들의 수많은 건의와 학회의 요청과 부모의 눈물로 이 법이 만들어졌다. 아픈 아이들을 안전하게 보호하기 위해서 당연히 만들어져야 할 법인데 여러 번 무산되고 취소되었다. 사회 곳곳에서 아이를 낳으라고 얘기하면서 힘들게 낳은 아이를 지키는 일에는 왜 같이 나서지 않는 것일까?

어떤 문제가 생겼을 때 한 개인을 비난하고 처벌하는 일을 주변에서 쉽게 볼 수 있다. 하지만 100% 예방하기 힘든 알레르기 사고를 어린이집이나 학교 선생님을 처벌하는 것으로 끝낸다면, 이후 다른 알레르기를 가진 아이가 설 자리는 더 적어진다. 어른의 자리를 지키기 위해 예민한 아이를 받아들일 용기가 쉽게 생기지 않기 때문이다. 개인의 책임에 더해 시스템이 전체적으로 바뀌어야 우리 아이들을 지킬 수 있다. 세상이 바뀌어야 아이가 안전하고 행복하게 살 수 있다. 어린이집과 학교에서 적은 인력으로 알레르기를 가진 아이의 음식을 확인하고 제거식과 대체식을 마련하는 일은 쉽지 않다. 보육 종사자와 교사를 대상으로 한 교육도 중요하지만 알레르기로 진단받은 아이가 지내는 시설에는 국가나 지자체에서 인력을 한 명 이상 보강해주면 좋겠다. 알레르기를 가진 아이는 까다롭고 피해야 할 존재라는 인식이 줄고, 사고 위험도 낮아질 것이다.

아이는 힘이 없다. 가만히 있으면 아무도 아이들의 목소리에 귀를 기울이지 않는다. 아이를 돌보는 부모와 의사가 힘을 합치고 목소리를 내서 알레르기 지원 제도와 사회 시스템을 바꾸어야 한다. 급식 관리, 약물 준비, 응급체계 개선 과정은 개인이나 병원이 나서기 어렵다. 이런 관리 체계는 학교, 어린이집, 정부, 기업체까지 함께해야 하고, 이들을 움직이려면 법과 제도의 힘이 필요하다. 사회 곳곳에서 위험한 부분, 아이들의 미래에 영향을 줄 요소들을 찾아 함께 건의하고 제대로 고쳐지는지 지켜보아야 한다. 우리 뜻대로 되지 않아도 실망하지 않고 다시 찾아 얘기하고 끊임없이 노력해야 한다.

미국 연수를 갔을 때 학교와 모임에서 알레르기가 있는 아이의 부모들과 여러 번 만났다. 가공식품과 조리된 음식에 성분 표시가 의무적으로 잘 되어 있다 보니 알레르기 항원에 모르고 노출될까 하는 우려가 별로 없다고 했다. 초등학교에서는 서로 음식을 나누어 먹지 않도록 철저히 교육하기에 보호자는 안심할 수 있었다. 학교와 캠프, 지역사회 모임에서 알레르기 여부에 대해 사전에 조사하고 에피네프린 자가주사약을 맡기도록 하였다. 부모가 없는 곳에서 함께 아이를 지키고 도울 수 있다는 믿음이 있었다. 우리나라도 급식과 관련한 알레르기 정책은 점차 나아지고 있다. 학교 급식에 포함된 알레르기 유발 물질을 표시하여 배포하고 알레르기를 가진 어린이를 매년 파악하고 교육하는 프로그램이 그 예이다. 물론 아직 대체식 제공, 교구 활동, 교육자료 개발, 심리적 문제에 대한 배려 등에 더 많은 관심이 필요하다.

어린이를 위한 고가의 약제 역시 성인만큼 혜택을 받지 못하는 경우가 많다. 안전성 문제로 허가 연령이 낮아지는 데는 시간이 필요하더라도 성인은 받는 보험 혜택을 어린이만 소외시키는 정책은 이해하기 어렵다. 새로운 약제가 도입되면 성인 환자의 경우 환우회가 나서고 뉴스거리가 되어 보험 인정을 받지만, 소아는 여전히 급여 혜택을 받지 못한다. 어린이가 어른에게 밀리는 현실이다. 한 달 약값이 100만 원이 넘는 약들이 개발되어 나오면서 돈이 없어 치료하지 못하는 부모들은 눈물을 흘리며 진료실을 나선다. 알레르기가 없는 아이의 부모들도 이런 의료 현실에 관심을 가지고 함께 나서면 좋겠다. 어린이 누구나 아플 수 있고, 내 아이에게도 닥칠 수 있는 상황이기 때문이다.

문제를 찾아 개선하는 노력만큼이나 긍정적인 피드백도 중요하다. 내가 가장 고맙게 생각하는 곳 중 하나는 매일유업이다. 완전 가수분해분유를 국내에서 유일하게 생산하는 기업이다. 알레르기로 인해 모유도, 분유도, 이유식도 마음껏 먹을 수 없는 아기들은 에이치에이HA 분유를 통해 영양을 공급받는다. 매일유업에서는 국내 신생아의 5만 명 중 1명꼴로 태어나는 선천성 대사이상 환아들을 위한 특수분유도 생산하고 있다. 특수분유를 먹지 않으면 아미노산과 대사 물질이 몸에 쌓여 심각한 문제가 생기는 아이들이다. 전국에 400명에 불과한 환자들을 위해 이 분유를 생산하는 날은 단백질이 혼입되지 않도록 공장을 세워 생산설비를 해체하고 정밀 세척을 반복하는 불편함을 감수한다. 착한 기업은 칭찬과 인정을 듬뿍 받았으면 좋겠다. 그래야 세상을 향해 소리를 크게 내지 못하는 우리 아이들을 위해 움직이는 기업들이 더 많아질 것이다 .

내 아이만을 위한 일이 아니라 크게 멀리 보고 모두의 아이들을 위해 할 일에도 동참해야 한다. 아이들의 스트레스를 줄이고 대기 오염을 관리하는 일은 개인의 힘만으로는 불가능하다. 국가의 환경 정책에도 관심을 가지고 참여해야 당장은 아니어도 환경 개선이 가능하다. 귀찮아도 일회용품 사용을 줄이고 가까운 거리는 걷거나 자전거를 이용한다. 물 사용량과 음식물 쓰레기를 줄이는 노력을 통해서도 환경을 지킬 수 있다. 지치지 말자. 세상은 변한다. 아주 조금씩 조금씩, 더디게 더디게. 변화가 있다는 것이 중요하다. 누군가 나서서 알리고 함께 참여하면 작은 시작이 큰 변화를 이끌 수 있다.

4

예민한 내 아이를 위한 이유식

이유식을 준비하는 엄마들에게 전하는 편지

아기를 낳고 벅차고 기쁜 마음은 정말 잠깐인 것 같아요. 매일 밤 수시로 울어 대는 아기에게 젖도 물려야 하고 제대로 푹 잘 수도 없죠. 신생아 돌보는 일은 그야말로 중노동입니다. 아이에게 아토피가 있으면 피부 관리까지 하느라 고생이 배로 많아요. 아기의 피부색, 작은 몸짓 하나하나에 마음을 졸이며 지내다 보면 어느새 백일이 다가와요. 엄마 아빠의 식사 시간에 조그만 입을 오물거리며 쳐다보는 눈초리가 심상치 않을 거예요. 우리 아기가 이유식을 시작할 때가 가까워졌다는 뜻입니다.

이 시기의 아기는 이유식을 먹기 위해 이미 많은 준비를 해왔어요. 목을 가누기 시작하면서 세상에 관심을 가지기 시작합니다. 생후 4개월쯤 되면 소화를 위해 만들어내는 침의 양도 점점 많아져요. 6개월쯤에는 조약돌 같은 이가 나오면서 무언가를 씹으려 합니다. 이런 몸의 변화를 통해 아기는 모유와 분유 이외의 다른 음식을 먹을 수 있어요. 하지만 만 4개월 이전에는 이유식을 추천하지 않습니다. 생후 초기에는 장벽이 미숙해서 새로운 음식에 노출되면 알레르기를 일으킬 가능성이 있습니다. 또 너무 이른 이유식은 비만의 위험을 높일 수도 있어요.

아기가 생후 만 4~5개월쯤 되어 허리를 받쳐 주면 앉을 수 있게 됩니다. 새로운 음식에 관심을 보이고 작은 숟가락으로 입에 넣어 주는 쌀미음을 혀로 밀어내지 않는다면, 이유식을 시작해도 괜찮습니다. 아토피피부염이 있거나 가족 중 알레르기 환자가 있는 경우라도 마찬가지예요. 출생 후 초기에는 모유나 분유만으로 필요한 영양을 충분히 공급받을 수 있지만 이제 이유식을 통해 영양을 보충해야 합니다. 엄마 젖이나 분유를 빨 줄만 알던 아기가 점차 크면서 음식을 이로 부수고 삼키기 위한 연습 과정이기도 하지요. 이유식을 진행하면서 아기는 조금씩 이러한 연습 과정을 거치게 된답니다. 모유나 분유를 줄이고 이유식 양을 점차 늘려가는 것은 영양소를 충분히 공급하고, 씹는 연습을 통해 고형식으로 진행하면서, 가족의 일원으로 즐겁게 먹는 활동을 배우는 과정이에요. 좋은 식습관을 형성하면서 식사 예절도 배워야 하지요.

육아는 항상 목표를 세우고 점검하는 일이 중요해요. 아토피가 있는 아이들의 이유식도 마찬가지죠. 우리의 목표는 돌에서 두 돌 사이 어른 수준에 가까운 음식을 먹이고, 알레르기 반응이 나오지 않는지 잘 찾아서 앞으로 어떻게 할지를 정하는 것입니다. 액체 상태의 먹거리에서 새로운 맛을 알려주며 차차 고형식으로 먹이는 과정인 거죠. 문제가 있어 보여도 알레르기가 아닌 경우도 있으니 너무 걱정 마세요. 증상이 심하거나 자꾸 반복되면 알레르기 검사를 하면 됩니다.

이유식을 하다 보면 피부가 거칠고 붉어지는 경우가 많아요. 많은 아기들이 백일 무렵에 아토피피부염으로 진단을 받습니다. 아토피피부염으로 고생하는 아이를 보며 '이유식을 조금 더 늦게 시작하면 아토피 가능성이 낮아지지 않을까' 고민하지요. 가족 중에 알레르기가 있었던 경우라면 더 그런데요, 이런 소문이 없는 이야기는 아닙니다. 한때 아토피피부염이 있는 아기는 늦게 이유식을 시작해야 한다고 했어요. 하지만 최근에는 이유식을 6개월 이전에 시작한다고 해서 알레르기가 더 잘 생긴다고 생각하지 않습니다. 오히려 이유식을 늦게 진행하면 씹고 삼키는 훈련이 늦어져서 이후에 이유식을 진행하기가 어렵고 식습관 형성에 문제가 생길 수 있어요.

그뿐 아닙니다. 생후 만 4~5개월경부터 다양한 음식을 먹이지 않으면 알레르기 위험이 더 높아집니다. 병원에서 알레르기로 진단을 받은 아기가 아니라면 달걀, 밀, 생선 모두 돌 전에 먹일 수 있어요. 이런 음식들을 늦게 접하면 오히려 알레르기나 천식이 더 잘 생긴다고 해요. 다양한 음식이 장으로 들어오면서 면역 균형에 이로운 물질들이 많이 만들어지거든요. 아토피피부염이 있는 아기들이 이유식을 늦게 시작하거나 특정한 음식을 제한해서 얻을 수 있는 이득은 거의 없습니다. 일찍 먹인 엄마 잘못이 아니라 일찍 발견한 것뿐이에요. 일찍 발견하면 앞으로 어떻게 관리할지 미리 계획을 세울 수 있습니다. 만약 아기의 아토피피부염이 심하다면, 이유식을 무조건 미루는 것보다 알레르기 검사를 미리 해서 어떤 음식을 피할지 도움을 받으세요.

엄마가 마음을 굳게 먹어도 아토피가 있는 아기들에게 새로운 음식을 시도하는 것이 얼마나 겁이 나고 무서운지 잘 알아요. 하지만 잊지 마세요. 엄마가 아기들에게 주는 사랑에는 세상을 익히고 살아갈 수 있는 가르침과 용기도 포함된다는 걸요. 이유식은 아기가 지나가야 할 작은 첫 번째 관문에 불과해요. 엄마가 새로운 시도를 무서워해서는 안 되는 중요한 이유이지요. 실패를 두려워하면 앞으로 나갈 수 없다는 것, 잘 아시죠? 이제 이유식이 조금은 덜 두렵게 느껴졌다면, 이유식을 받아먹는 아이의 모습을 생각하며 흐뭇하기까지 했다면 이미 절반은 성공입니다. 초보 엄마의 성공적인 이유식을 응원합니다. 파이팅!

같은 터널을 지난 선배 아토피 맘

김지현 드림

이유식 할 때 꼭 기억해야 할 7가지

① 쌀밥으로 만든 미음이나 죽부터!

쌀은 알레르기를 매우 적게 일으키는 곡류이다. 소화도 잘되고 다른 식재료를 추가하기도 편하다. 아기에게 아토피가 있거나 가족 중에 알레르기가 있으면 이유식 첫 시작이 더 무서울 수밖에 없다. 이때는 쌀가루보다 다 된 밥으로 미음이나 죽을 만드는 것이 더 낫다. 쌀의 알레르기성이 더 낮아지기 때문이다. 밥을 지은 후에 물을 4~5배 정도 붓고 끓이면 된다. 밥알을 으깨거나 믹서로 갈거나 체에 걸러서 아기가 먹을 수 있게 만들면 끝! 드물지만 쌀에도 알레르기를 보이는 아기들이 있다. 이런 경우라도 고열로 오랫동안 끓이면 알레르기를 일으킬 가능성이 낮아진다. 아기 숟가락으로 한두 스푼씩 양을 늘려가며 먹여보자. 쌀미음이 성공하면 이유식은 훨씬 쉬워진다. 다른 재료를 하나씩 추가하기만 하면 새로운 이유식 완성이다. 소화가 잘되고 건강에 이롭다는 이유로 선식을 선택하는 경우가 있는데, 여러 가지 재료가 섞여 있어 문제가 생겨도 원인을 찾기 어렵다. 또 가열하지 않고 먹이기 때문에 이제 막 새로운 음식을 접한 아기의 식사로는 적당하지 않다.

② 조리할 때 주의!

아기가 기어 다니기 시작하면 언제라도 사고가 날 수 있다. 항상 주의 깊게 관찰해야 한다. 잠시라도 눈에서 멀어지면 어느새 식지 않은 음식에 손을 넣곤 한다. 화상으로 응급실을 찾는 아기들이 많다. 길고 힘든 치료 과정과 흉이 남는 경우도 적지 않아서 화상에 꼭 주의해야 한다. 이유식을 조리할 때는 위생 관리에도 신경을 써야 한다. 아기들은 감염성 질환에 취약하기 때문이다. 이유식을 만들기 전에 반드시 손을 잘 씻고, 조리하거나 담을 때 사용하는 식기와 조리 도구도 깨끗이 씻는다. 조리 시 반려동물이 가까이 오지 않도록 하고, 날고기와 익힌 음식은 서로 닿지 않도록 한다.

③ 초기 이유식은 아침에!

하루 한 번, 주 양육자가 가장 여유 있을 때 먹이면 좋다. 이유식 시작은 아기에게 좋은 기억으로 오래 남아야 한다. 아기들이 가장 똘망똘망 예쁜 짓을 하는 때, 오전 9시에서 10시 정도를 공략한다. 처음 먹은 음식에 반응이 와도 병원을 방문하기 편한 시간이다. 대부분 두 시간 이내에 문제가 발견되기 때문이다. 이유식을 진행하면서 양이 꽤 늘고 먹는 일에 관심이 많아졌다면 이유식을 하루 두 번으로 늘릴 수 있다. 몇 개월부터 두 번으로 먹이는 것이 좋다고 정해진 것은 아니다. 하루 두 번 이유식을 먹였을 때 아기가 좋아하고 잘 먹는다면 그대로 유지하면 된다. 이때 이유식은 아침과 저녁, 혹은 아침과 점심처럼 식사 시간에 맞추는 것이 좋다. 돌까지 세 끼식사 시간을 맞추는 것이 목표이기 때문이다. 이유식을 늘린 아기가 버거워하고 잘 먹지 않아도 실망은 금물. 하루 한 번으로 다시후퇴하고 조금 더 기다리자. 성급할 필요가 전혀 없다.

④ 새로운 재료는 소량 먹이고 꼼꼼히 확인!

처음 시도하는 재료는 아기 숟가락으로 한두 번 먹여보고 이상 반응이 없는지 확인한다. 다음 날부터 먹이는 양을 조금씩 늘려간다. 아토피피부염이 있는 아기는 입 주변에 묻은 음식을 잘 닦아야 한다. 접촉 피부염이 문제가 되기 때문이다. 2~3일 동안 아기 피부에 발진이 생겼는지, 토하는지, 대변 양상이 바뀌었는지 꼼꼼히 확인한다. 혼자 판단하기 어려운 반응이라면 사진을 찍고 증상과 시간을 기록해서 병원에 방문한다. 아기에게 아무 문제가 없다면 2~3일 간격으로 새로운 음식을 시도할 수 있다. 물론 이전에 문제가 없었던 식재료에 섞어보는 것도 가능하다.

⑤ 이유식 단계는 아기에 따라 천차만별!

이유식의 양과 형태에 따라 이유식 시기를 초기, 중기, 후기, 완료기로 나눈다. 음식의 묽기와 양을 기준으로 초기 이유식은 아기의 만 나이를 기준으로 4~6개월, 중기 이유식은 7~9개월, 후기 이유식은 10~12개월 정도로 구분한다. 하지만 모든 아기들에게 일률적으로 같은 시기를 적용할 수 없다. 아기에 따라 소화시킬 수 있는 양이나 질감이 다르기 때문이다. 아토피나 알레르기가 있는 아기들은 예민해서 이유식 진행이 더딘 경우도 있다. 이때는 아기의 개월로 따져 단계를 엄격하게 구분할 필요가 없다. 한두 달 느리게 진행한다고 해서 문제가 생기지 않는다. 이유식 시기는 고형식으로 점차 이행하는 과정을 편의상 구분했다고 생각하면 된다. 씹고 삼키기 힘겨운 아기에게 억지로 먹이는 것은 좋지 않다. 어느 시기에 얼마큼 어떤 형태로 먹일지 목표를 세워 잊지 않는 것으로 충분하다.

시기별로 먹이는 재료의 크기 역시 아이의 개월 수에 따라 조금씩 커져야 한다. 개월 수에 너무 엄격하게 맞춰서 크기를 정할 필요는 없다. 아기가 무리 없이 잘 먹는 대로 따르면 된다. 덩어리가 커진 재료를 먹기 힘들어한다면 다시 작게 만들어 먹인다. 초기에는 아주 곱게, 중기로 가면서 조금 더 입자가 크게, 후기에는 씹어야만 삼킬 수 있는 형태로 진행한다는 원칙만 기억하자.

⑥ 고기는 필수!

생후 6개월 전후가 되면 아기는 빠르게 성장한다. 그래서 빈혈이 잘 생기기 때문에 고기를 먹여 부족한 철분을 공급해야 한다. 모유나 분유만으로는 아기에게 필요한 철분 보충이 불가능하다. 아토피나 알레르기가 있는 아기들도 소고기나 닭고기에 반응을 보이는 경우는 매우 드물다. 채소나 과일을 육류보다 먼저 먹여도 좋고, 육류를 먼저 시도해도 괜찮다. 순서보다 중요한 것은 초기 이유식 단계에서 매일 고기를 먹여야 한다는 점이다. 고기는 기름이 적은 살코기를 이용하는 것이 좋다.

⑦ 분위기와 예절 교육에도 신경을!

이유식은 좋은 식습관을 형성하고 식사 예절을 배우는 과정이기도

하다. 아기는 가족과 함께 식사하는 일이 얼마나 즐거운 일인지 자연스럽게 알게 된다. 가족이 식사하는 모습을 보면서 수저로 밥 먹는 방법과 예절도 자연스럽게 익힌다. 올바른 식습관을 위해서는 이유식을 진행하면서 연습하는 것이 중요하다. 식사 시간은 즐겁고 행복해야 하지만 이리저리 돌아다니며 불쾌한 모습을 만들지 않기 위해서 훈련이 필요하다. 아직 서툴지만 어른이 옆에서 조금씩 도와주면 할 수 있다. 스스로 숟가락질도 하고 컵을 잘 사용할 수 있도록 격려하자. 아기가 해냈을 때는 아끼지 말고 칭찬하자. 부모가 식사에 집중하는 모범을 보이며 좋은 분위기를 만드는 것도 중요하다. 어른들이 신문이나 텔레비전을 보면서, 혹은 한 손으로 스마트폰을 만지면서 식사를 한다면 아기는 그대로 보고 배운다. 제자리에 앉아서 식사를 즐길 수 있도록 분위기를 만들어주고 안 되는 것은 알려주어야 한다. 아기가 돌아다니고 위험한 행동을 한다면, 아빠나 엄마는 "안 된다."는 의미를 단호하게 전달해야 한다. 소리를 지르고 공포스럽게 하지 않더라도 원칙을 알려주는 훈육은 가능하다. 잘 먹는 것만큼이나 좋은 식습관과 식사 예절을 배우는 것 역시 중요한 이유식의 목표임을 잊지 말아야 한다.

시작이 반이다, 초기 이유식

이유식은 액체 상태의 먹거리에서 새로운 맛을 알려주며 차차 고형식을 먹이는 과정이다. 아기가 돌쯤 되면 어른 수준에 가까운 음식을 먹고 모유나 분유를 400~600mL까지 줄인다는 목표를 가지고 이유식을 시작해야 한다. 이유식 양이 늘어나면 그만큼의 영양소를 모유나 분유로부터 적게 섭취해도 되는 것이다. 모유나 분유 양을 서서히 줄이지 않고는 이유식을 늘려가기가 어렵다. 너무 많은 양의 모유나 분유를 먹는 아기들은 배가 불러 이유식을 잘 먹지 않기 때문이다. 그렇다고 해서 스트레스를 받으며 하루에 몇 mL씩 정확하게 줄일 필요는 없다. 이유식을 먼저 먹이고 부족한 양만큼 모유나 분유로 채워주다 보면 자연스럽게 모유나 분유의 섭취량이 줄어든다. 이유식을 시작했다면 처음부터 완료 계획까지 세워야 한다. 초기 이유식이라도 아기가 미음보다 죽을 더 좋아하고 잘 받아들인다면 죽으로 먹여도 된다.

아토피피부염이 있는 아이도 같은 시기에 같은 방법으로 이유식을 진행할 수 있다. 즉 만 4~5개월이 되면 다른 아기들과 마찬가지로 이유식을 시작하는 것이 좋다. 아토피피부염이 있다고 이유식을 늦게 시작해서 얻을 수 있는 이득은 거의 없다. 다만, 음식이 피부에 닿으면 새로 알레르기가 생길 수 있기 때문에 입 주변 피부에 닿지 않도록 해야 한다. 병원에서 식품알레르기를 진단받은 경우라면 알레르기에 해당하는 식품을 제외하고 다른 음식은 시도할 수 있다.

예정일보다 많이 앞서 태어난 이른둥이거나 심한 발달장애가 있는 경우가 아니라면 이유식은 만 4~5개월 무렵 아기가 먹을 준비가 되었을 때 시작해야 한다. 아기 피부가 좋지 않은 경우나 가족 중 알레르기 환자가 있는 경우라도 마찬가지다. 최근 유럽에서 3,781명의 아기들을 대상으로 출생 시부터 만 2세까지 새로운 종류의 음식을 언제 처음 먹였는지 조사하고 알레르기 질환 발생과 연관이 있는지 분석하여 발표했다. 이 연구 결과를 보면 놀랍게도 이유식을 빨리 시작하는 것이 오히려 천식이나 식품알레르기를 예방하는 것으로 나타났다.

이유식 시작 시기가 되었다고 해서 모든 아기들이 잘 먹는 것은 아니다. 앉아 있기가 버거울 수 있고 처음 맛본 음식의 느낌이 이상해 놀라기도 한다. 더러는 거부하고 토하는 아기도 있다. 이러다 계속 안 먹고 애타게 하면 어쩌나 걱정할 필요는 없다. 때가 되면 다 잘 먹는다. 엄마에게는 아기가 새로운 음식에 흥미를 보이며 먹을 준비를 할 때까지 기다리는 여유가 필요하다. 처음 시작하는 날에는 작은 티스푼으로 한두 술 먹여보고 별 문제가 없다면 점점 늘려간다. 이유식 횟수도 처음에는 하루 한 번 정도로 하고 차츰 늘려가는 것이 좋다. '천 리 길도 한 걸음부터' 조급해하지 말고 시작하자. 이제 몇 달 후면 오물오물 한 그릇씩 뚝딱 해치우는 모습을 볼 수 있을 것이다.

초기 이유식 식재료는 완전히 익혀야 한다. 잘 익힌 음식은 멸균 효과가 있고 장벽 기능이 약한 아기의 소화에도 도움이 된다. 또 쌀처럼 충분히 가열하면 알레르기를 덜 일으키는 식재료가 있다. 가급적 데치고 찌거나 삶는 조리 방법을 활용한다. 쌀로 만든 이유식을 2~3일 동안 문제없이 먹었다면 새로운 채소를 하나씩 추가해서 먹일 수 있다. 채소를 아주 잘게 만들거나 갈아서 적은 분량을 미음에 넣고 가열해 먹기 좋은 농도로 끓인다. 식재료는 손질하여 삶거나 데쳐서 따로 익힌 후 으깨서 미음을 끓이는 중간에 추가하여 더 끓여 익힌다. 강판이나 믹서로 갈아낸 뒤 미음에 섞어 끓여주어도 괜찮다. 양배추나 브로콜리 같은 채소의 경우 질긴 부분은 빼고 부드러운 부분을 삶아 믹서에 갈아 넣어주면 된다. 호박은 속살만 작게 삶아 섞어서 으깬다. 감자나 고구마, 완두콩, 단호박 같은 단단한 재료는 쪄낸 후 으깨거나 절구로 빻아준다. 오이는 잘 씻어서 강판에 갈면 바로 미음과 섞어 끓일 수 있다. 처음 먹이는 재료는 아기 숟가락으로 한두 번 먹여본 후 이상 반응이 없는지 확인하고 다음 날부터 먹이는 양을 조금씩 늘려간다. 시금치, 당근, 비트, 껍질콩green bean과 같은 채소는 6개월 이전에 먹이지 않는다. 질산염이 많이 들어 있어 아기의 건강을 해칠 수 있기 때문이다.

새로운 음식을 시도한 2~3일 동안은 아기 피부에 발진이 생겼는지, 토하는지, 대변에 피가 섞였는지 꼼꼼히 확인한다. 혼자 판단하기 어려운 반응이 나타났다면 음식을 먹인 시간과 반응이 일어난 시간을 기록하고 발진 부위는 의사가 상태를 판단할 때 도움이 되도록 꼭 사진을 찍어둔다. 아기에게 아무 문제가 없다면 2~3일 간격으로 새로운 음식을 한 가지씩 시도한다. 물론 소량을 먹여보고 양을 늘려 문제가 없다면 또 새로운 음식을 추가할 수 있다. 이전에 먹여 문제가 없었던 식재료에 새로운 재료를 섞어보는 것도 가능하다.

감기나 장염에 걸려 아픈 아기들에게는 가급적 새로운 음식을 시도하지 않아야 한다. 이유식 진행에 너무 욕심을 내지 말고 잠시 쉬어가는 시간으로 생각하자. 어른보다 어린이, 특히 영유아 시기에 알레르기가 많이 생기는 이유는 면역 조절 기능과 우리 몸의 파수꾼인 장벽이나 점막의 기능이 미숙하기 때문이다. 아픈 아기의 장벽이나 점막은 그 기능이 평소보다 더 떨어져 있다. 즉, 알레르기가 생길 가능성이 높은 몸 상태가 되었다는 의미이다. 구토, 설사와 같은 소화기 증상이 있는 아기들은 새로운 음식을 받아들이기가 쉽지 않다. 어른도 어딘가 아프고 컨디션이 좋지 않을 때는 입맛이 없는 것과 비슷하다. 새로운 음식이 안 되는 또 다른 이유는 간혹 열나는 아기의 몸에 생기는 발진 때문이다. 아기가 새로운 음식을 먹었다면 발진의 원인이 무엇 때문인지 알기 어렵다. 감염 때문에 생긴 열꽃인지, 식품알레르기인지, 함께 먹인 약에 대한 이상 반응인지 헷갈리기 때문에 새로운 음식 시도는 컨디션이 회복된 이후로 미루어야 한다.

☺ 한눈에 정리하는 초기 이유식 ☺

- 새로운 음식의 맛과 느낌을 익히고 적응하는 시기입니다. 아기가 음식을 거부하지 않고 잘 삼키도록 이끌어주세요. 한 숟가락씩 매일 조금씩 더 먹이는 것을 목표로 삼으세요.
- 과일을 곱게 간 뒤 체에 걸러서 먹여볼 수 있습니다.
- 고기는 이유식 초기부터 매일 먹어야 합니다.
- 이유식에는 간을 하지 않습니다.
- 이유식은 숟가락으로 먹이고, 컵을 사용하도록 도와주세요.
- 위생 관리와 사고 예방에 항상 신경 써주세요.

- 아기가 아플 때에는 가급적 새로운 음식을 시도하지 않습니다.
- 식품알레르기를 진단받은 경우라면 해당 식품이 포함되지 않도록 제한하되 나머지 음식에 대해서는 동일하게 진행합니다.
- 시금치, 당근, 껍질콩은 6개월 이전에 먹이지 않도록 합니다.
- 이유식 초기에는 잘 익힌 음식을 먹여야 합니다. 특히 달걀을 포함한 식재료는 완전히 익혀서 먹입니다.
- 아토피가 있는 피부에 음식이 닿으면 알레르기가 생길 수 있기 때문에 얼굴의 아토피피부염 치료를 충분히 하고 새로운 음식을 시도해야 합니다. 이유식을 먹일 때는 음식이 입 주변에 닿지 않도록 주의해야 합니다.

고! 스톱! 언제 어떻게?

아토피를 가진 아이의 부모에게 먹이는 일은 어려운 항해와 같다. 어린아이는 불편해도 말로 표현하지 못하고, 초보 부모는 항상 불안하다. 증상이 생겨도 당장 병원에 갈지, 지켜볼지 판단이 안 선다. 아이의 건강이 부모의 결정에 달렸다는 책임은 무겁기만 하다. 하지만 비슷한 또래를 키우는 대부분의 보호자가 함께 겪는 일이다. 언제 "고!" 그대로 진행하고, 언제 "스톱!" 중지할지 미리 알아두자. 새로운 음식에 명확한 증상이 생겼다면 일단 "스톱!" 소아청소년과 의사와 상의해야 한다. 아기의 눈이나 입이 부었거나 두드러기가 생겼다면 음식이 원인일 가능성이 높다. 기침이나 토하는 증상도 마찬가지이다. 알레르기 검사가 진단에 도움이 될 수 있다. 돌 이전의 아기도 알레르기가 있다면 혈액 검사에서 이상을 확인할 수 있다.

아기가 소고기를 먹고 나면 배와 등에 오돌토돌 뭐가 나요. 이전엔 잘 먹었는데 너무 이상하네요. 어제는 브로콜리를 먹고도 모기발진이 생겼어요. 그런데 또 어떤 날은 괜찮아요. 피부 증상이 소고기랑 브로콜리 때문일까요? 소고기를 안 먹으면 빈혈도 생기고 성장에 안 좋다는데, 앞으로 영영 못 먹을까요?

같은 음식을 먹을 때 증상이 매번 생기지 않는다면 음식 알레르기가 아닐 가능성이 높다. 아기의 몸에 음식에 대한 IgE 항체가 있으면, 원인 음식을 먹을 때마다 이 항체가 음식 항원과 만나 이상 증상을 일으킨다. 따라서 이상 반응의 원인이 식품알레르기 때문이라면 일반적으로 동일한 음식에 반복적으로 증상을 보인다. **알레르기 반응은 일관성을 보이는 경우가 대부분이다.**

일관성이 없는 반응이라도 알레르기 가능성이 전혀 없는 것은 아니다. 식품알레르기 중 일부는 어떤 양 이상으로 먹을 때만 증상이 생긴다. 증상이 나타나는 음식의 최소량을 '역치threshold'라고 한다. 역치 이상의 양을 먹으면 증상이 생기고, 역치보다 적은 양을 먹으면 문제가 없다. 간혹 운동을 하거나 컨디션이 좋지 않거나 어떤 약을 복용 중이면 역치가 낮아진다. 따라서 알레르기 반응에 일관성이 없어 보일 수 있다. 하지만 먹었던 양이나 컨디션이 이전과 비슷한데도 증상이 있었다 없었다 한다면, 알레르기 가능성은 매우 낮다. 더구나 네 시간 이상 지나서 피부 증상이 나타나고, 이후 먹었을 때는 문제가 없다면 이는 식품알레르기가 아니다. 이때 생긴 피부 증상이 오돌토돌 약간 빨개지는 정도라면 걱정할 필요 없다. 컨디션이 좋을 때 적은 양부터 다시 "고!"해야 한다.

같은 음식을 두 번 이상 먹일 때마다 피부나 소화기 증상이 생긴다면 "스톱!"해야 한다. 알레르기 가능성이 높고, 이후에 더 심한 반응이 생길 수도 있다. 언제 어떻게 다시 먹일지 결정하기 위해서 전문가를 만나야 한다. 알레르기로 믿고 음식을 제한하는 어린이들의 약 절반 정도만 병원에서 진단을 받았다는 보고도 있다. 부모의 판단으로 의심되는 음식을 결정하고 식단에서 제외하는 것은 좋지 않다. 문제가 없는 음식이라면 꾸준히 먹어야 면역이 이로운 쪽으로 발달한다.

음식의 종류도 알레르기를 판단하는 데 도움이 된다. 어린이에서 흔한 알레르기 원인 음식은 달걀, 유제품, 밀, 콩, 땅콩, 견과류이다. 그런데 돌 이전의 아기 엄마들을 대상으로 조사했더니 과일이 피부 증상과 연관되었다는 대답이 5위 안에 있었다. 이러한 반응은 알레르기와 상관없는 '비특이적 자극 반응'에 의한 경우가 많다. 아토피 아이의 상당수가 음식이 입 주변에 닿았을 때 피부 반응이 일어나는데, 대부분 '비특이적 자극 반응'이 원인이다. 감귤과 같은 산성 과일이나 간이 되어 있는 음식이 자극을 일으킬 수 있다. 음식이 닿았을 때, 단지 입 주변이 조금 빨개지는 정도라면 대개는 괜찮다. 아기가 보이는 증상이 명확하지 않고 애매하다면 1~2개월 정도 먹이지 않고 기다렸다가 컨디션이 좋을 때 "고!" 다시 시도해보아도 된다. 하지만 달걀이나 유제품, 밀, 콩, 땅콩, 견과류를 먹었을 때 혹은 살짝 닿기만 해도 반응이 생겼다면, 일단 "스톱!" 검사를 하거나 다시 먹여볼지 전문의와 상의해야 한다.

산후 우울증 이후에 이유식 우울증

백일이 다가오는 아기는 뒤집고 기면서 움직임이 활발해진다. 이 무렵 아기에게 한순간도 눈을 뗄 수가 없다. 날카로운 물체를 입안에 넣기도 하고, 뜨거운 음식을 쏟기도 한다. 자칫하면 큰 사고로 이어질까 두렵다. 낯가림도 시작되어 엄마에게서 좀처럼 떨어지질 않는다. 화장실까지 아이를 안고 가야 할 정도이다. 아이를 챙기다 보면 엄마 마음을 챙기는 일은 뒷전이 되기 마련이다.

부모를 만나는 일이 직업인 나도 출산 전에는 아이를 먹이고 씻기고 입히는 일이 이렇게 힘이 드는 줄 몰랐다. 인턴과 레지던트로 휴일 없이 몇 주 연속 밤낮으로 뛰어다니며 일했던 사람인데, 아기를 돌보는 백 일이 연속 당직보다 훨씬 더 힘들었다. 매일 온몸이 쑤시는데도 새벽마다 깨어나 먹이는 일은 고통 그 자체였다. 몸도 힘들고 마음도 괴로웠다. 가만히 앉아 있다가 혹은 자려고 누웠다가도 갑자기 몇십 분씩 펑펑 우는 날이 많았다. 엄마로서 자격이 없는 것 같다는 죄책감이 나를 더 힘들게 했다.

산모의 약 20%는 치료가 필요할 정도의 심한 산후 우울증을 경험한다. 나 역시 괴롭고 우울한 마음이 들었던 시기가 첫아이를 낳고 3개월 이상 지속되었다. 육아의 어려움뿐 아니라 신경전달물질이나 호르몬의 변화도 원인이다. 다둥이를 출산하거나, 조산하거나, 배우자나 가족의 도움이 적거나, 아기가 아픈 경우 산후 우울증이 더 심하다고 한다. 나도 이른둥이 아기가 신생아 중환자실에서 많이 아팠기 때문에 유난히 더 괴로웠던 것 같다. 진료실에서 만나는 아토피를 가진 아이의 엄마가 유난히 더 슬프고 우울해 보이는 이유도 이와 비슷할 것이다.

아기를 사랑하지 않는 부모는 없다. 하지만 사랑하는 아기를 키우는 일은 아주 많이 힘들다. 씻기고 보습하고 피부에 닿는 악화 요인들을 찾아 없애는 일이 만만치 않다. 산후 우울증이 나을 무렵, 이유식을 시작하는 엄마의 표정이 다시 어두워지는 경우가 많다. 식재료를 고르고 알레르기 증상이 생기지 않는지 꼼꼼하게 관찰하는 일에 많은 시간과 에너지를 쏟아야 하기 때문이다. 그래서 늘 아기에게 미안하면서도 식사 시간이 가까워 오면 스트레스를 받는다. 집안일, 바깥일 모두 완벽하고 싶은데 생각대로 안 되면 스스로에게 실망한다. 기껏 준비했는데 입 짧은 아이를 보면 또 짜증이 난다. 주변에 비슷한 또래 아기 엄마들은 이유식을 능숙하게 만들고 영양소도 골고루 잘 챙겨 먹이는데 나만 벅차게 느끼는 것 같다는 생각이 든다.

아토피를 가진 아기들의 이유식은 엄마가 직접 만들어주어야 한다고 생각하는 경우가 많다. 하지만 엄마가 직접 만든 이유식이 알레르기를 적게 일으키는 것은 아니다. 엄마표에 집착할 필요도 없고, 죄책감을 가질 필요도 없다. 엄마의 시간과 에너지를 절약하는 대신 다른 곳에 더 많이 신경을 써주면 된다. 분유나 이유식 회사는 믿을 수 있는 곳인지 찾아봐야 한다. 시판 이유식을 주문한다면 식재료 목록을 꼼꼼히 확인하고 아기가 먹어본 적이 있는 것인지, 문제가 없었던 것이 맞는지 잘 확인해야 한다. 식재료의 질은 괜찮은지, 배송 과정에는 문제가 없는지, 위생 상태는 믿을 수 있는지도 검토 대상이다. 특정한 음식에 알레르기가 있는 아기라면 시판 이유식에 포함되지 않도록 주의가 필요하다.

육아가 너무 힘들게 느껴지는 상태가 몇 달 이상 지속되면 엄마는 번아웃 상태에 빠질 수 있다. 이는 아이의 건강에도 부정적인 영향을 미친다. 엄마가 위축되고 슬픈 상태에서 꾹 참고 지내면 아기도 짜증이 많아지고 달래기 힘들다. 움직임도 활발하지 않고 즐겁게 놀지도 않는다. 아기의 수면이나 성장, 애착, 정서, 언어 발달, 인지 능력에도 문제가 생기고 감염성 질환에도 잘 걸린다. 진료실에서 만나는 아빠에게 "아토피가 있는 아이 육아는 쌍둥이, 삼둥이만큼 힘들어요. 아빠가 도와주는 게 아니라 반드시 같이 하셔야 해요." 자주 얘기한다. "아기 목욕은 아빠가 담당하세요." 역할 분담을 자처하기도 한다. 부모가 되기 위해서는 힘든 일도 보람도 함께 겪어야 한다. 어떤 일이든 시작이 중요한 것처럼 부모가 되었을 때 초기 경험이 이후 자녀를 키우는 마음가짐과 과정에 중요한 역할을 한다. 이런 소중한 경험은 엄마 혼자만이 아니라 아빠의 참여도 필수이다. 가사와 아이를 돌보는 일의 목록을 구체적으로 만들자. 아이의 목욕과 보습은 당연히 포함되어야 한다. 전업맘이라도 혼자 다 할 수는 없다. 이유식을 만들 때 아빠 역시 설거지나 식재료 다듬기 등 함께 동참하자. 배우자가 알려주기를 기다리지 말고 먼저 적극적으로 찾아 나서는 자세가 필요하다.

지수 엄마는 아이의 피부가 좋아져도 나빠져도 표정에 도통 변화가 없었다. 잠투정이 많은 아기여서 엄마는 지수를 낳고 통잠을 잔 적이 하루도 없었다. 육아 퇴근도 없이 낮이고 밤이고 계속 긴장 상태의 연속이었다. 낮이면 아기를 쫓아다니면서 보습제를 바르고 아기가 낮잠을 자는 동안에는 집안일을 해야 했다. 힘들지 않냐고 물었더니 이제는 힘든지 슬픈지도 잘 모르겠다고 했다. 나는 다음 외래에 아빠와 함께 방문하도록 했다. "매주 일요일 4시간씩 엄마에게 휴식 시간을 주시면 좋겠어요."라는 처방을 내렸다.

아빠의 동의보다 더 힘든 것은 엄마를 설득하는 일이었다. 외출을 해도 마땅히 할 일이 없다고 말하는 엄마에게 호텔에 가서 잠만 자도 좋다고 했다. 아빠가 잘 돌보지 못해서 지수의 아토피가 더 나빠지면 어떻게 하냐고 엄마는 걱정이었다. "괜찮아요. 그 정도로 아이가 잘못되지 않아요. 주말에는 바르는 약을 유지하고 주중에 끊는 것을 목표로 합시다." 지수 아빠는 일요일 오전 10시만 되면 엄마를 무조건 집에서 내보냈다. 엄마의 에너지가 회복되는 데에는 그리 오랜 시간이 걸리지 않았다. 아이의 피부가 좋아지는 데는 시간이 더 걸렸지만, 엄마는 피부 관리에 더 힘을 낼 수 있었다. 이후 외래에서 만났을 때 지수의 부모는 약물보다 휴식 처방에 대해서 훨씬 더 고마워했다. 쉽지 않지만 몇 주에 한 번, 반나절이라도 나만의 시간을 가지는 것은 꽤 좋은 명약이다.

내가 산후 우울증으로 힘이 들었던 때 남편의 공감과 따뜻한 말 한마디가 너무 절실했다. "너만 애 키우냐?", "아이 키우는 게 다 그렇지", "나도 밖에서 힘들거든" 같은 메시지는 엄마를 더 깊게 우울의 나락으로 빠뜨린다. 반면에 "오늘 혼자 아이 보느라 힘들었구나", "아토피까지 있는 아기 키우느라 고생이 많지. 고마워", "내가 같이 해야 하는데, 나 대신해줘서 고마워. 수고했어." 그 말로 충분하다. 값비싼 선물보다 더한 특효약이다.

여러 가지 방법으로 노력을 해도 엄마 마음이 계속 괴롭고 우울한 생각이 지속된다면 전문가의 도움을 받는 것이 좋다. 안전하고 효과적인 약물요법이 필요한 경우도 있다. 현대사회에서 마음이 괴롭지 않은 사람은 별로 없다. 신체 건강을 회복시키는 의사처럼, 마음 주치의도 필요하다. 부부가 함께 서로의 마음을 회복시키는 감정 코칭을 전문적으로 받으면 더 쉽게 회복할 수 있다.

중기 이유식, 이것만 기억하자

엄마가 이유식을 만들다 보면 어떤 날은 아주 묽고 또 어떤 날은 평소보다 되직해진다. "조금 된 것 같은데 괜찮을까?" 했는데 아기가 힘들어하지 않으면 중기 이유식의 형태로 먹여도 된다는 의미이다. 7개월 하고 하루가 지났다고 갑자기 중기 이유식을 적용하는 게 아니다. 이유식의 묽기를 하루아침에 바꾸면 아기가 적응하기 어렵다.

아기의 이유식 진행이 더디고 힘들다 하더라도 너무 조급할 필요가 없다. 질감에 예민하거나 양을 늘리기 힘들어하는 아기들이 있다. 1~2개월은 차이가 날 수 있다. 개월 수가 되었다고 초기 이유식도 잘 삼키지 못하는 아기에게 좀 더 큰 재료로 만들어주거나 너무 많은 양을 먹이는 건 좋지 않다. 처음 접해보는 입자의 촉감이 이상해서 밀어내는 아기에게 계속 같은 형태로 만들어 먹이는 것도 올바르지 않다. 아기가 아프지 않고 기분도 좋을 때 이전보다 묽기가 조금 덜한 형태의 이유식을 조금 먹여보자. 새로운 시도에 아기가 별 거부감이 없어 보인다면 오케이. 비슷한 입자 크기와 묽기로 유지하다가 아기의 컨디션이 좋을 때 조금 더 큰 입자로, 묽기가 덜한 형태로 천천히 시도한다. 물론 아기가 잘 받아들이지 못한다면 이전의 형태로 돌아가고 다음 기회를 기다리면 된다.

이유식은 젖에서 어른의 밥으로 익숙해지는 과정임을 잊지 말자. 아기가 반고형식에도 잘 적응하고 맛있게 받아먹는다면 점차 밥의 형태로, 더 큰 덩어리 형태로 제공하도록 노력한다. 중기 이유식의 목표는 죽, 다진 고기, 으깬 야채와 같은 반고형식을 잘 먹이고 이상 반응이 있는 음식을 찾는 것이다. 아기에게 특별한 문제가 없다면 2~3일 간격으로 새로운 음식을 추가한다. 새로운 재료가 많이 추가되기 때문에 음식의 이상 반응을 잘 살펴야 하는 시기이다. 중기 이유식에는 소고기나 닭고기가 반드시 포함되어야 한다. 아기의 성장과 발달에 필수적인 단백질뿐 아니라 빈혈을 예방하는 철분이 많이 들어 있기 때문이다.

중기 이유식은 하루 두 번씩 규칙적인 시간에 먹일 수 있다. 점심과 저녁, 가족의 식사 시간에 먹이고, 모유나 분유를 먹여 부족한 영양분과 수분을 보충해야 한다. 점심에 이유식을 먹이기 어려운 상황이라면 아침에 한 번, 저녁에 한 번 먹여도 좋다. 어른 식사 시간에 아기가 영 배고파하지 않는다면 아기가 먹기 좋은 시간으로 정해도 문제되지 않는다. 아기가 이유식을 너무 좋아해서 분유를 잘 먹으려 하지 않는다면 이유식을 하루 세 번 먹여도 괜찮다.

아기의 이유식 양이 꽤 늘었겠지만 모유나 분유를 완전히 끊을 수 없다. 아직은 아기에게 필요한 에너지나 영양소를 이유식만으로 다 채울 수 없다. 특별한 경우가 아니라면 모유나 분유의 양은 하루에 1000mL를 넘기지 않도록 한다. 중기 이유식을 잘 먹는 아기는 하루 700~800mL까지 줄일 수 있다. 만일 이유식을 하루 세 번 먹고 몸무게가 잘 늘고 있다면 모유나 분유 양을 더 줄여도 된다. 건강상의 이유로 아기에게 초기 이유식을 먹이고 있다면 모유나 분유는 더 먹일 수도 있다. 아기에 따라 이유식의 시기나 양은 조금씩 차이가 날 수 있으니 마음의 여유를 가져도 괜찮다.

평소에 괜찮았던 음식도 어느 날 갑자기 알레르기 반응을 일으킬 수 있다. 우리 몸은 알레르기 원인이 되는 물질에 일정한 수준 이상 노출이 되어야 알레르기 항체를 만들어내기 때문이다. 하지만 이유식을 시작한 지 얼마 안 된 아기들은 잘 먹고 문제가 없던 음식보다는 처음 먹어본 음식에 반응을 보이는 경우가 많다. 그래서 아기에게 새로운 음식을 시도하면 2~3일 정도는 피부 발진이나 배변 상태를 잘 지켜봐야 한다. 흔한 알레르기 음식을 먹는 날에는 세심하게 더 잘 관찰해야 한다. 과일 이외의 식재료는 충분히 가열해서 먹이는 것이 좋다. 특히 덜 익은 달걀은 알레르기 반응이 아주 크게 나올 수 있어서, 완숙으로 충분히 조리해서 먹여야 한다. 잘 익힌 달걀이라도 흰자보다는 노른자를 먼저 시도하는 것이 더 안전하다.

음식만이 아니라 다른 이유 때문에도 피부 증상이 나타날 수 있다. 조금 높은 온도의 물로 목욕을 시키고 나면 아기 피부가 울긋

불긋하게 보일 수 있다. 땀이나 침, 음식에 대한 자극으로 피부 발진이 생기는 경우 역시 적지 않다. 감염이나 약에 대한 부작용으로 발진이 생길 수도 있다. 다른 증상이 함께 나타나지 않고 발진이 심하지 않다면 조금 기다려볼 수 있다. 새로운 음식과의 연관성이 분명하지 않더라도 아기가 불편해하거나 점점 심해진다면 소아청소년과에서 진료를 받아야 한다.

아기가 생후 6개월 전후가 되면 빠르게 성장하면서 빈혈을 동반하는 경우가 많다. 이를 '생리적 빈혈'이라고 한다. 아기의 키와 몸무게가 정상 범위에 있다고 하더라도 안심할 수 없다. 잘 크고 있는데도 빈혈을 동반하는 경우가 있기 때문이다. 부끄러운 얘기지만, 나 역시 큰아이가 6개월 무렵 빈혈 수치가 5.9까지 떨어졌는데 피부가 뽀얗다는 생각만 한 적이 있다. 빈혈 증상은 아기를 매일 보는 양육자가 오히려 알아채기 어렵다. 따라서 영유아검진을 받거나 예방접종을 받을 때 소아청소년과 의사가 검사를 권유한다면 반드시 확인해야 한다.

아기 몸에 철분이 부족하면 피부가 창백해 보이고 기운이 없고 잘 먹으려고 하지 않는다. 밤에 잠을 푹 자지 못하고 자주 깨기도 한다. 아기의 뇌 발달이나 운동 능력에 나쁜 영향을 줄 수 있다. 두 돌 이전에 빈혈이 있었던 아기들이 10년 이상 더 지난 후에도 운동 발달이나 학업 성취도가 빈혈이 없었던 아이들보다 떨어진다는 연구 결과도 있다. 혈색소 수치가 많이 떨어지면 심장에도 부담이 된다. 따라서 이미 치료가 필요한 정도의 철결핍 빈혈이 있다고 진단을 받았다면 별다른 증상이 없어 보이더라도 열심히 철분약을 먹여야 한다. 아직 빈혈이 없더라도 매일 충분한 양의 고기를 먹여야 한다. 중기 이유식부터는 하루 20~30g 정도의 육류 섭취가 필요하다. 고기 외에도 달걀 노른자, 곡류, 콩, 쑥·미나리·시금치·호박과 같은 채소, 바나나·사과와 같은 과일 등에 철분이 많이 들어 있는 것으로 알려져 있다. 이런 음식들을 다양하게 먹이는 것이 건강하게 아기를 키우는 현명한 방법이다.

☺ 한눈에 정리하는 중기 이유식 ☺

- 이유식이 잘 진행되면 한 끼에 100~150mL씩 먹일 수 있습니다.

- 이전보다 묽기가 덜한 반고형식 형태로 조리해주세요.

- 새로운 식재료들을 많이 제공하는 시기인 만큼 아기에게 이상 반응이 나타나는지 잘 확인하고, 다시 먹일 수 있을지 판단합니다.

- 곡류, 고기·생선·달걀·콩류, 채소류, 과일류에 포함되는 각 식품을

골고루 제공해 균형 잡힌 식사가 이루어지도록 합니다.

- 이유식에 하루 20~30g 분량의 고기가 포함되도록 해주세요.
- 즐거운 분위기에서 식사할 수 있도록 하고, 스스로 숟가락을 사용할 수 있도록 도와주세요. 흘려서 주변이 지저분해지더라도 이해해주세요.
- 6개월 이후에는 밤중 수유를 끊도록 합니다.
- 이유식을 먹고 두드러기가 생겼거나, 눈이나 입술이 붓는 증상이 나타났다면 알레르기일 가능성이 높습니다. 더 이상 집에서 이유식을 시도하지 말고 병원에 방문하세요.
- 이유식 중기에도 아기의 식사에는 간을 하지 않습니다.
- 식품알레르기로 진단받은 경우라면 이유식에 해당 식품이 포함되지 않도록 철저하게 제한하고 영양을 대체할 수 있는 음식으로 이유식을 만들어 먹여야 합니다.
- 치즈, 밀, 콩, 생선 등을 시도해볼 수 있습니다.

돌까지 먹이지 말아야 하는 음식

간혹 돌까지 쌀, 고기, 야채, 과일 이외에는 먹이지 않는 엄마들을 만난다. 알레르기가 생길까 무서워서 도저히 먹이지 못하겠다고 한다. 하지만 전문가에게 알레르기를 진단받은 것이 아니라면 걱정할 필요가 없다. 달걀, 밀, 생선 모두 돌 전에 제한할 필요가 없다. 오히려 음식을 다양하게 먹이는 것이 알레르기 예방에 도움이 된다. 여러 가지 음식이 아기의 장으로 들어오면 면역에 이로운 물질들이 만들어지기 때문이다. 이런 물질들은 면역이 과민한 쪽으로 기울어지지 않고 균형을 유지하도록 도와준다. 돌 전의 아기들도 몇몇 음식을 빼면 모두 먹을 수 있다. 먹이면 안 되는 음식도 알레르기 때문이 아니다. 건강에 미치는 다른 이유 때문이다. 어떤 음식을 왜 돌까지 먹이지 말아야 할까?

첫째로 돌 전에는 **꿀**을 먹이면 안 된다. 보툴리누스균이 포함될 수 있기 때문이다. 어른은 문제가 되지 않는 양이라도 아기에게는 위험할 수 있다. 보툴리누스균이나 독소가 몸에 들어오면 두통, 구토와 같은 증상이 나타난다. 심한 경우에는 호흡곤란과 마비로 사망할 수도 있다.

둘째로 **생우유**는 먹이지 않는다. 분유와 생우유는 포함된 영양 성분에 차이가 있다. 생우유는 철분이 부족해서 돌 전의 아기에게는 먹이지 않는다. 생우유를 많이 먹으면 콩팥에 부담이 되고 빈혈, 위장 출혈이 생길 수도 있다.

마지막으로 **작고 동글동글한 음식** 역시 주의가 필요하다. 기도와 식도는 아주 가까이 인접해 있다. 음식을 먹을 때 호흡과의 조화가 제대로 되지 않으면 음식이 기도로 넘어가 사고가 생긴다. 아기들은 이런 기능이 미숙하기 때문에 음식이 기도에 걸리는 경우가 있다. 방울토마토를 먹다가 기도로 흡인된 아이가 뉴스에 나오기도 했다. 흡인 사고의 가장 흔한 원인은 땅콩과 견과류이다. 세 돌까지는 통째로 먹이면 안 되고 으깨거나 갈아 먹여야 한다. 아기 과자 역시 입안에서 잘 녹는 것을 선택하고, 핑거푸드를 만들 때도 아기의 씹는 능력을 생각해야 한다. 흡인은 대부분 힘든 시술이 필요하고, 수술까지 해야 하는 경우도 있다. 두 돌 무렵 걷고 뛰던 아이가 씹어 먹는 영양제를 잘못 삼켜 질식으로 고생했던 경우를 잊을 수 없다. 중환자실에서 오래 지냈던 이 아이는 식물인간 상태로 10년 넘게 부모의 간호를 받아야 했다. 조심, 또 조심. 백 번 강조해도 지나침이 없다.

정말 안 먹는 아기들, 울고 싶은 부모들

세상 모든 부모는 내 아이가 잘 먹고 쑥쑥 크는 모습을 보고 싶어한다. 하지만 먹기 싫어하는 아기에게 억지로 먹도록 강요할 수는 없다. 아이에게 식사가 나쁜 경험과 기억으로 남지 않아야 한다. 어른들이 계속 공부하라고 잔소리하면 보고 있던 책도 덮었던 기억이난다. 아토피나 알레르기가 있으면 잘 먹이는 일은 부모에게 양보하기 어려운 중요한 문제이다.

안 먹어 걱정이라는 엄마에게 내가 제일 먼저 건네는 말은 "우리 첫째도 그랬어요."이다. 현관 입구에서부터 토사물 냄새가 퇴근한 나를 반기곤 했다. 어느 때인가 한 달 남짓은 갑자기 먹을 것을 거부해 밤중 수유만으로 하루 양을 채우기도 했다.

아토피나 알레르기가 있는 아기들은 다른 아기들보다 기질적으로 더 예민한 경우가 많다. 새로운 맛과 질감이 낯선 것은 당연하다. 아토피가 없는 아이들도 음식을 모두 다 잘 먹는 것은 아니다. 어떤 날은 배가 불러서, 어떤 날은 입맛에 맞지 않아서 거부할 수 있다. 단지 기분이 안 좋아서 더 이상 먹으려 하지 않는 날도 있다. 아이가 고개를 돌리거나 입을 닫고 벌리지 않으면 부모는 거부당한 듯한 마음이 든다. 그야말로 울고 싶은 심정이다. 음식을 물고 삼키지 않는 경우도 있다. 그래도 부모가 화를 내면 아기에게 식사 시간은 공포의 기억으로 남는다는 것을 절대 잊으면 안 된다.

이유식은 영양 공급만이 아니라 아기가 처음 접하는 느낌을 편안하게 받아들여 적응할 수 있도록 돕는 의미가 함께 있다. 새로운 음식의 맛과 질감에 적응하고 혼자 힘으로 잘 먹을 수 있을 때까지 시간이 필요하다. 처음 취직해 일을 시작했을 때를 떠올려보자. 어른도 익숙해질 때까지 시간이 꽤 걸린다. 아기들도 숟가락을 들어 올리고 밥을 떠서 입으로 가져가는 데 반복 훈련이 필요하다. 덩어리 음식을 잘 씹고 삼키는 데도 충분한 연습과 시간이 있어야 한다.

처음 맛본 음식의 촉감이 이상해 놀라기도 하고 더러는 거부하고 토할 수도 있다. 물론 구토가 너무 잦다면 소아청소년과 전문의 진료가 필요하다. 그러나 키와 몸무게가 성장 도표에서 많이 뒤처지지 않고 병원에서 문제가 없다고 했다면 기다려도 된다. 어른들 말처럼 때가 되면 다 잘 먹는다.

아기가 충분히 배부른 상태에서 새로운 음식을 접하면 아무리 맛있는 음식도 받아들이기 어렵다. 따라서 이유식을 먼저 먹이고 부족한 양만큼 모유나 분유로 채워주는 것이 좋다. 아기가 새로운 음식을 계속해서 거부하면 그날은 더 이상 먹이지 말고 다음 번 배고플 때 즐거운 분위기에서 다시 시도한다. 오늘 목표는 배불리 먹이는 것이 아니었음을 기억하자. "세상에 이런 맛도 있단다", "분유

말고 다른 음식 한번 맛보지 않을래?", "이런 느낌 어떤 것 같아?" 새로운 음식을 알려주는 것으로 충분하다.

즐거운 분위기에서 식구들 모두 맛있게 먹는 모습을 보여주는 것도 배움의 과정 중 하나이다. 칭찬도 자주 하고 먹기 전후의 기분도 좋게 만들어준다. 식사의 목표는 다 먹어 치우는 것이 아니라 행복하게 함께 먹는 것이어야 한다. 부모가 사랑스러운 표정으로 "우와, 잘 먹네." 기분 좋게 해줄 때, 아기는 "먹는 일은 즐겁고 행복해. 다음에도 맛있게 먹어야지."라고 자연스럽게 받아들일 수 있다. 무서운 표정을 보거나, 식사 분위기가 좋지 않으면 아기는 음식이 맛없다고 생각하게 된다. 아기가 원하지 않으면 "오늘은 그만 먹을까?", "다음에 맛있게 먹어 보자." 이야기하면서 식기를 거두고 다음에 다시 하면 된다.

아기가 잘 먹지 않는 이유를 도저히 찾기 어렵다면 어떤 특정한 질감이나 모양을 싫어하는지 유심히 관찰해야 한다. 유난히 과일 퓨레의 신맛이나 버섯의 물컹거리는 느낌을 싫어하는 아기도 있다. 좋아하는 맛과 질감을 찾으려면 다양한 음식으로 조리 방법을 달리해서 시도한다. 고구마로 죽을 끓였을 때와 구워서 으깨 먹였을 때는 같은 재료라도 질감이 다르다.

입자가 조금이라도 커진 이유식을 못 견디는 아기도 있다. 모르는 사이에 조금씩 조금씩 적응을 시켜야 한다. 새롭게 시도한 입자의 크기를 적응하지 못하는 것 같다면 실망하지 말고 다시 전 단계로 돌아간다. 며칠 후 다시 시도하는 용기면 충분하다. 물론 아기가 눈치채지 못할 만큼 미세하게 조금씩 진행해야 한다.

핑거푸드를 활용하는 것도 좋은 방법이다. 이 시기 아기들은 새로운 것에 관심을 가지고 만져보고 입에 넣어보려고 하기 때문이다. 엄마가 숟가락으로 떠넣어 주면 거부해도, 아기가 직접 장난감처럼 만져보면 오히려 잘 먹을 수 있다. 물론 아토피 염증이 남아 있는 피부에 직접 닿지 않도록 주의가 필요하다. 과일, 아기 과자, 데친 야채 등 영양가 있는 간식을 만들어주면 좋다. 또래와 함께 식사하는 것도 도움이 된다. 분유만 먹고 영 이유식 맛에 적응을 못하는 경우라면 이유식을 조리할 때 분유를 섞어보는 것도 괜찮다. 아기가 새로운 맛에 적응하고 나서 점차 분유 양을 줄여가면 된다.

아기에게 장난감을 쥐여주고 놀게 하면서 텔레비전을 틀어놓고 정신을 쏙 빼놓은 뒤 살짝살짝 음식을 먹이는 부모들도 있다. 아이가 자기가 먹고 있다는 것을 인지하지 못하게 하는 것이다. 이런 방법은 잠깐은 써볼 수 있지만 장기적으로는 좋지 않다. 습관이 되면 크고 나서도 텔레비전이나 스마트폰을 보면서 먹여달라고 하기도 한다. 대신 요리 활동이나 식기구를 이용하여 아이의 호기심을 자극하고 관심을 유도할 수 있다. 예쁜 색과 모양의 주먹밥을 즐겁게 만들어 먹을 수도 있고, 아기가 좋아하는 캐릭터가 그려진 그릇이나 숟가락으로 관심을 끄는 것도 좋다.

아토피를 가진 아이를 키울 때는 융통성이 더 필요하다. 예민한 아이가 컨디션이 좋지 않으면 부모는 평소의 육아 원칙과 갈등하기 쉽다. 아이가 아파서 잘 먹지 않으려고 할 때에는 식사 예절을 알려 주면서 먹이기 어렵다. 감기나 장염에 걸리면 아토피도 심해지고 더 가렵다. 이럴 때는 먹이는 일에도 융통성이 필요하다. 평소에는 식탁 앞에서 바른 자세로 앉아 먹었더라도 열이 나거나 아프면 좀 편하게 해주어도 괜찮다. 아이가 좋아하는 공간에서 먹이거나 아끼는 장난감을 앞에 두고 먹여도 된다. 몸이 나아지면 다시 식사 장소를 식탁으로 옮겨오고 원칙대로 먹이면 된다.

아이가 편식을 하더라도 극단적으로 몇 가지만 먹는 것이 아니라면 마음 쓰지 않아도 된다. 싫어하는 음식 몇 가지가 있는 것은 건강에 문제가 되지 않는다. 세상에 나오는 모든 음식을 골고루 다 잘 먹는 어른 역시 별로 없다. 너무 단것만 찾거나 과일을 전혀 안 먹는 등 건강에 해가 되지 않는다면 허용해도 괜찮은 경우가 많다. 육아는 정말 문제가 되는 상황인지, 허락해도 되는 것인지 평가하고 균형을 맞추는 과정의 연속이다. 아이가 잘 먹지 않아도 때로 거부해도 다음에 시도할 수 있는 용기, 그것으로 부모 역할을 잘하고 있는 것이다.

후기 이유식, 마스터하기

그동안 무리 없이 이유식을 잘 진행해온 아기라면 후기 이유식도 어렵지 않다. 이제 중기 때보다 다양한 식재료를 좀 더 커다란 크기로 썰어 진밥의 형태로 제공한다. 매일 한 가지씩 새로운 음식을 추가해서 골고루 먹여도 된다. 아직 이가 많지 않기 때문에 잇몸으로 잘라 오물거릴 수 있을 정도로 부드럽게 조리해야 한다. 너무 크고 단단한 음식을 주면 목에 걸리거나 기도로 넘어갈 수 있어서 위험하다. 모유나 분유는 하루 600~700mL까지 줄여 나간다. 아기가 이유식을 충분히 잘 먹는다면 모유나 분유는 이유식을 먹인 직후가 아니라 시간 간격을 두고 간식으로 먹이는 것이 좋다. 후기 이유식 시기에도 아기에게 매일 소고기와 닭고기를 먹여야 한다. 밥을 국에 말아 먹이거나 적셔 먹이는 것은 좋지 않다. 어른들의 국은 간이 되어 있어 아기가 먹기에는 너무 짜다.

돌 무렵까지 지켜야 할 이유식 목표를 다시 정리해보자.

첫째, 부드럽게 익힌 고기, 야채와 같이 고형식에 가까운 형태의 음식을 먹도록 한다. 다양한 음식을 골고루 먹이는 것이 무엇보다 중요하다. 아기의 음식에는 간을 하지 않도록 한다. 10개월 정도가 지나면서 이유식 먹는 양이 약 하루 250~300mL로 늘게 되면 점차 모유나 분유를 간식처럼 분리하여 먹여도 괜찮다.

둘째, 하루 세 번 가족의 식사 시간에 맞추어 함께 먹는다. 아빠, 엄마가 식사하는 모습을 보면서 수저를 이용하여 밥 먹는 방법과 식사 예절을 자연스럽게 익힐 수 있다. 제자리에 앉아서 식사를 즐길 수 있도록 분위기를 만들어주고 안 되는 것은 단호하게 안 된다고 알려주어야 한다.

셋째, 핑거푸드를 이용하여 하루에 1~2회 정도 간식을 준다. 핑거푸드는 아기 손으로 집어 먹을 수 있는 작고 부드러운 음식이다. 아기는 자기 손으로 간식을 집어 먹으면서 두뇌를 발달시키고 자립심을 키울 수 있다. 먹고 싶은 만큼 먹고, 음식을 스스로 조절하게 된다. 숟가락과 같은 도구를 거듭해 익히는 과정도 중요하다. 너무 질기고 단단한 음식은 아기가 잘라먹고 소화시키는 데 아직은 어렵다. 단단한 식재료는 잘 익히고, 목에 걸려 문제가 되지 않을 정도의 크기로 잘라준다. 부드럽게 갈아 익힌 고기, 으깬 감자나 고구마, 식빵, 부드럽게 익힌 야채, 과일, 치즈, 잘 녹는 아기용 과자 모두 좋다. "우리 아기 간식 좀 봐, 예쁘지? 엄마랑 즐겁게 먹자." 눈으로 입으로 말해주면 좋다.

목표를 세우고 진행하는 일은 중요하지만 모든 아기들에게 일률적으로 적용할 수 없다. 우리 아기가 아직 고형식을 받아들이고 소화시키는 데 어려움이 있다면 조금 늦게 진행할 수도 있고, 너무 잘해주고 있다면 조금 빠르게 진행할 수도 있다. 다른 집 아기들이 더 앞서가는 것처럼 보여도 조급할 필요 없다. 이유식은 선행학습이 아니다. 점차 발전하고 있다면 두 돌, 세 돌 무렵에는 다른 아기들과 별 차이를 보이지 않게 된다.

식품군	이유식 후기에 먹어야 할 음식량 예시 (한 끼)					
곡류 100kcal	밥 70g (1/3공기)	국수 30g (말린 것)	찐 고구마 70g (중간 것 1/2개)	찐 감자 140g (중간 것 1개)	식빵 35g (1장)	떡 50g
고기·생선· 달걀·콩류 50kcal	소고기 30g	돼지 고기 30g	닭고기 30g	생선 35g	콩 10g	달걀 30g (큰 것 반 개)
채소류 15kcal	당근 70g	버섯 30g	시금치 70g	애호박 70g	브로 콜리 70g	가지 70g

과일류 50kcal	사과 100g (중간 것 1/3개)	배 100g (중간 것 1/4개)	딸기 150g (작은 것 8개)	귤 100g (작은 것 2개)	감 100g (중간 것 1/2개)	바나나 100g (중간 것 1개)

같은 행은 서로 대체할 수 있는 식품의 종류와 양을 의미한다. 예를 들어 한 끼에 밥 3분의 1공기 대신 식빵 1장을 먹여도 된다. 과일류의 경우 하루 필요량을 나타낸 것으로 매일 충분한 양을 먹고 있는지 확인하자.

☺ 한눈에 정리하는 후기 이유식 ☺

- 이유식이 잘 진행되면 한 끼에 120~200mL씩 먹일 수 있습니다.

- 돌 이후의 아기는 우유를 간식 개념으로 하루 400~600mL 정도까지 먹일 수 있습니다.

- 중기 이유식보다 조금 더 크게 썰어 부드럽게 익힌 고기와 채소를 넣어 진밥의 형태로 만듭니다. 잘 먹는 아기는 부드러운 밥과 반찬을 따로 제공해도 됩니다.

- 두 돌까지 어른과 거의 같은 형태의 음식을 주식으로 먹는 것을 목표

로 삼아야 합니다.

- 곡류, 고기·생선·달걀·콩류, 채소류, 과일류, 우유·유제품류에 포함되는 각 식품을 골고루 제공해 균형 잡힌 식사가 이루어지도록 합니다.
- 잇몸으로 잘라내고 오물거릴 수 있는 부드러운 밥과 음식을 제공합니다.
- 중기 때보다 큰 덩어리로 된 음식을 시도하되 아기가 먹을 수 있는 능력보다 크거나 단단한 것은 기도에 걸릴 수 있으니 조심해야 합니다.
- 매일 하루 40~60g 정도의 고기가 포함되도록 해주세요.
- 울거나 보챈다고 해서 무조건 간식을 주는 것은 바람직하지 않습니다.
- 아기가 거부하는데 억지로 이유식을 강요하는 것은 좋지 않습니다.
- 식품알레르기로 진단받은 경우라면 밖에서 사 먹는 음식까지 원재료명을 꼼꼼히 따져야 합니다. 언제 다시 먹일지 전문가와 상의하세요.
- 돌 전에는 꿀과 생우유를 먹이지 않습니다.

이유식 Q & A

Q. 황금변을 보지 않는 아기, 이유식이 안 맞는 걸까?

아기의 대변 색깔이 황금색이어야만 장이 건강한 것은 아니다. 황금변이나 녹변 모두 정상적인 대변 색깔이다. 아기가 녹변을 보더라도 너무 걱정하지 말자. 대변에는 녹색을 띄는 소화액, 담즙이 섞여 있다. 아기가 먹은 음식의 종류나 장의 운동 상태에 따라서 대변이 황금색으로 나오기도 하고 녹색으로 나오기도 한다. 변의 색깔로 아기의 건강이나 발달상태를 확인할 수는 없다. 아기가 먹은 음식이 소화가 덜 되어 대변에 섞여 나오기도 해서 이유식을 먹는 아기의 대변 색은 그야말로 다채롭다. 아기가 잘 놀고 잘 먹는다면 걱정하지 않아도 된다. 하지만 아기의 대변 색깔이 회색 또는 흰색이거나, 피나 점액이 섞여 있다면 병 때문일 수 있으니 반드시 소아청소년과를 찾아야 한다.

Q. 아기에게 변비가 있는 것 같은데 괜찮을까?

아기들은 대개 출생 후 첫 일주일 동안 하루 평균 4회 정도 배변을 하고, 두 돌 무렵에는 평균 1~2회 정도 배변을 한다. 모유를 먹는 아기는 소화 흡수가 잘돼서 장 안에 대변이 잘 쌓이지 않는다. 그래서 1~2주에 한 번 배변을 하는 경우도 있다. 아기가 아프거나 힘들어 보이지 않는다면 변을 보는 횟수가 적더라도 괜찮다. 물론 대변을 잘 보지 못하면서 토하거나 배가 불러 있는 증상이 있다면 소아청소년과에서 상담을 받아야 한다.

대부분의 변비는 시간이 지나면서 혹은 치료를 잘 받으면 좋아진다. 아기들이 배변 문제로 힘들어하면 옆에서 지켜보는 부모는 매우 안타깝다. 과일, 채소, 곡류, 콩류, 해조류, 버섯류와 같이 섬유질이 풍부한 식품이 규칙적인 배변에 도움이 된다. 하지만 사람에 따라 식이 섬유를 갑자기 많이 먹게 되면 배가 불편하고 소화가 잘 안 될 수 있다. 더구나 아기들이 식이 섬유를 너무 많이 먹으면 다른 영양소가 잘 흡수되지 않는다. 변비라고 해서 배변을 돕는 특정한 식품군만을 과도하게 먹이지 말고 변비를 유발하는 덜 익은 바나나와 감은 피하는 것이 좋다. 충분한 수분 섭취와 함께 섬유질이 풍부한 음식을 먹이되 너무 과하지 않도록 신경 써야 한다.

Q. 변이 무른 아기를 위한 이유식 재료가 있을까?

아기가 설사를 하는 것 같다고 해서 아예 먹이지 않거나 너무 묽게 희석한 이유식을 조금씩 먹이는 경우가 있다. 이 경우 칼로리와 영양 부족에 빠지고, 심한 경우 위장관의 기능이 떨어지게 된다. 장 점막에 문제가 생기면 오히려 설사가 더 심해지기도 한다. 따라서 대변 상태만 보고 의사와 상의 없이 잘 먹이지 않는 것은 위험할 수 있다. 오히려 최근에는 급성 설사가 심하지 않으면 음식을 계속 섭취하도록 권한다. 아기가 심하게 토하지 않고 증상이 심하지 않다면 모유나 분유를 희석하지 않고 아프기 전과 같이 먹여도 된다. 쌀과 같은 곡류에 채소나 살코기를 섞은 이유식을 부드럽게 만들어 먹이는 것이 좋다. 바나나, 쌀, 밀, 감자, 기름기 적은 살코기 등이 무른 변에 도움이 된다. 대신 동물성 지방, 유당이 많은 유제품, 너무 달거나 찬 음식은 피하고, 과일 주스는 많이 먹이지 않는 것이 좋다. 섬유질이 많은 음식 역시 좋지 않다. 아무래도 한 번에 많이 먹는 것보다는 여러 번 나누어 먹는 것이 소화 흡수에 도움이 된다. 증상이 점점 심해지거나 1~2주 이상 대변 상태가 좋지 않다면 반드시 소아청소년과에 방문해야 한다.

Q. 이유식에 간을 하면 안 될까?

돌 이전의 아기 음식에는 간을 하지 않는다. 나트륨은 우리 몸의 물 성분과 전해질 균형을 유지하면서 세포와 기관들이 기능을 유지하는 데 매우 중요한 역할을 한다. 우리 몸에 중요한 나트륨이라도 아기들에게 필요한 양은 매우 적다. 모유, 분유, 이유식만으로도 충분해서 일부러 따로 먹일 필요는 없다. 아기들에게 간이 된 음식을 주면 더 잘 먹는 것은 짠 음식이 더 맛있게 느껴지기 때문이다. 짜게 먹는 습관은 쉽게 고쳐지지 않아서 성인기까지 이어질 수 있다. 짜게 먹는 음식이 고혈압과 같은 심혈관 질환과 관련 있다는 것은 잘 알려진 상식이다. 돌 이전의 아기 음식은 간을 하지 말고, 가능하면 그 이후까지도 짠 음식에 길들지 않도록 조심해야 한다. 소금이 많이 들어간 발효 음식이나 시판되는 음식도 돌 전 아기에게는 먹이지 않아야 한다.

잘 먹지 않는 아기를 키우는 엄마들은 아기가 잘만 받아먹으면 간을 한 음식에 현혹되기 쉽다. 특히 아기가 아파서 입맛을 잃었거나 갑자기 먹을 것을 거부하는 특별한 상황이 되면 간을 약간 해서라도 일단 아기가 잘 먹는 모습을 봐야 안심이 된다. 이런 경우에는 회복 후에도 짠 음식만 찾지 않도록 반드시 주의해야 한다. 힘든 과정이어도 음식 본래의 맛을 익히고 기억할 수 있도록 다양한 맛의 경험을 제공하는 것이 중요하다.

Q. 짠맛이나 단맛에 길들여진 아기는 어떻게 하나?

이미 짠맛에 길들여진 아기의 식습관은 고치기 어렵다. 그래서 짠맛에 익숙해지지 않도록 예방하는 것이 중요하다. 서너 살에 불과한 아기가 고깃집 소금을 반가워하며 한 움큼씩 집어먹기도 한다. 아기가 싱거운 이유식을 거부하는 것 같다면 이유식을 조리할 때 멸치나 다시마 육수를 사용하고 있지 않은지 점검하자. 짠 멸치나 다시마를 이용해서 육수를 내면 염분이 많아져 간을 하지 않은 이유식을 거부하게 된다. 간을 한 어른 음식을 자꾸 먹여보거나 국에 말아 먹이는 것도 좋지 않다. 지금부터라도 간을 한 음식을 멀리하고 아기가 좋아하는 식재료나 드레싱을 이용해서 싱겁고 담백한 음식을 좋아할 수 있도록 자꾸 시도해야 한다.

단것만 찾는 식습관도 짠맛에 길들여진 식습관만큼이나 좋지 않다. 과일을 먹일 때에도 너무 단 과일만 찾지 않도록 주의하고 골고루 먹여야 한다. 단맛에 길들여지면 다른 이유식을 거부해 다양한 음식을 시도하기 어렵다. 달달한 과자나 요구르트, 사탕을 일찍 맛보지 않도록 해야 한다. 단맛에 중독된 아기들의 입맛을 바꾸는 데는 상당한 노력과 인내가 필요하다. 기분이 좋고 배고픈 시간에 맞추어 단맛이 약한 이유식을 끊임없이 시도하고 익숙해지도록 노력이 필요하다.

Q. 또래보다 너무 많이 먹는 아기, 어떻게 할까?

먹는 양을 확인하고 키와 몸무게를 재는 일은 아이의 성장을 확인하는 가장 쉽고 편리한 방법이다. 아기가 또래보다 더 먹더라도 키나 몸무게가 평균치에서 크게 벗어나지 않는다면 조금은 여유를 가져도 괜찮다. 하지만 아기의 성장 곡선이 다른 아이들과 차이가 많이 난다면 신경을 써야 한다. 소아 비만이 심할수록 성인 비만이 될 가능성은 높아진다. 특히 1세 미만의 아기들이 칼로리를 너무 많이 섭취하면 지방세포 수 자체가 늘어 문제가 된다. 나중에 몸무게를 줄여서 지방세포 크기가 작아지더라도 그 수는 쉽게 변하지 않는다.

이 시기 아기들은 성장과 발달을 위해 영양 공급이 꼭 필요하기 때문에 어른처럼 엄격한 다이어트는 바람직하지 않다. 일단 하루에 세끼 먹이는 이유식의 양이 어떤지 확인해보자. 많은 아이들이 이유식을 배불리 먹지 못해 간식과 분유를 더 찾는다. 이렇게 간식을 먹다 보니 정작 식사 시간에는 배가 덜 고파 적게 먹고 다시 출출해지면 간식이나 모유를 찾는 악순환을 겪는다. 간식을 줄이고 이유식 양을 늘리는 것이 좋다. 아기에게 먹이는 분유의 양은 약 1000mL를 넘기지 않도록 한다.

아기가 울고 보채더라도 분유를 물리고 먹을 것을 주거나, 사탕과 같은 단 음식으로 달래지 않는다. 이렇게 달래는 일이 반복되면 아기는 뭔가 불만이 생기거나 갈등이 있을 때 먹는 것으로 기분을 풀고 싶어 한다. 이보다는 아기가 무엇 때문에 불편해서 울고 보채는지 확인해야 한다. 특별히 불편한 것이 없다면, 놀아주거나 아기의 관심을 음식 이외의 것으로 돌리는 것이 좋다.

Q. 식습관이 너무 안 좋은데 어떻게 고칠까?

우선 '이렇게 어린 아기에게 기본적인 예절을 가르칠 수 있을까' 하는 생각에서 벗어나야 한다. 식탁 앞에서 갑갑함을 느끼면서 모든 준비 과정을 기다리는 것은 아기에게 너무 가혹하다. 식사를 위한 모든 준비가 끝났을 때 아기를 식탁 앞에 앉히는 것이 바람직하다. 잘 먹지 않는다고 숟가락을 들고 술래잡기를 하듯 쫓아다니며 떠먹이는 일도 피해야 한다. 이런 일이 반복되면 아기용 의자에 앉지 않으려고 한다. 가만히 있어도 부모가 따라다니며 떠먹여 주는데, 굳이 불편한 의자에 앉아 익숙하지 않은 숟가락질 연습을 하기 싫은 것이 당연하다.

아기가 장난삼아 음식을 여기저기에 묻히고 던진다면 "안 된다"는 의미를 단호하게 전달해야 한다. 처음 이런 모습을 보였을 때 너무 귀여운 나머지 웃어주다가 이후에 화를 내고 타박한다면 아기는 혼란스럽다. 안 되는 일은 안 된다는 것을 분명하고 일관되게 알려주어야 한다. 단호한 말투로 "음식으로 장난하는 것은 안 돼"라고 얘기하는 것으로 충분하다.

참고문헌

Eichenfield LF, et al. (2017) Current guidelines for the evaluation and management of atopic dermatitis: A comparison of the Joint Task Force Practice Parameter and American Academy of Dermatology guidelines. J Allergy Clin Immunol. 139:S49-S57.

Willers SM, et al. (2007) Maternal food consumption during pregnancy and asthma, respiratory and atopic symptoms in 5-year-old children. Thorax. 62:773-9.

Tham EH, et al. (2018) Early introduction of allergenic foods for the prevention of food allergy from an Asian perspective-An Asia Pacific Association of Pediatric Allergy, Respirology & Immunology (APAPARI) consensus statement. Pediatr Allergy Immunol. 29:18-27.

Muraro A, et al. (2014) EAACI food allergy and anaphylaxis guidelines. Primary prevention of food allergy. Allergy 69:590-601.

Kim HY, et al. (2009) Effects of family history on the occurrence of atopic dermatitis in infants. Pediatr Allergy Respir Dis 19:106-14.

Maarouf M, et al. (2018) Head-and-neck dermatitis: Diagnostic difficulties and management pearls. Pediatr Dermatol 35:748-753.

Owen JL, et al. (2018) The role and diagnosis of allergic contact dermatitis in patients with atopic dermatitis. Am J Clin Dermatol 19:293-302.

Miller DW, et al. (2011) An over-the-counter moisturizer is as clinically effective as, and more cost-effective than, prescription barrier creams in the treatment of children with mild-to-moderate atopic dermatitis: a randomized, controlled trial. J Drugs Dermatol. 10:531-7.

Li K. (2014) Itch in atopic dermatitis: from pathogenesis to treatment. Allergy Asthma Respir Dis. 2:8-15.

Horimukai K, et al. (2014) Application of moisturizer to neonates prevents development of atopic dermatitis. J Allergy Clin Immunol. 134:824-830.

Simpson EL, et al. (2014) Emollient enhancement of the skin barrier from birth offers effective atopic dermatitis prevention. J Allergy Clin Immunol. 134:818-23.

Venter C, et al. (2020) Different measures of diet diversity during infancy and the association with childhood food allergy in a UK birth cohort study. J Allergy Clin Immunol Pract 8:2017-26.

Grabenhenrich LB, et al. (2014) Early-life determinants of asthma from birth to age 20 years: a German birth cohort study. J Allergy Clin Immunol. 133:979-88.

Roduit C, et al. (2014) Increased food diversity in the first year of life is inversely associated with allergic diseases. J Allergy Clin Immunol 133:1056-64.

Jeon YH, et al. (2022) Clinical characteristics of atopic dermatitis in Korean school-aged children and adolescents according to onset age and severity. J Korean Med Sci. 37:e30

Katoh N, et al. (2020) Japanese guidelines for atopic dermatitis 2020. Allergol Int. 69:356-369.

Kim YH, et al. (2019) Maternal perinatal dietary patterns affect food allergy development in susceptible infants. J Allergy Clin Immunol Pract. 7:2337-2347.

Du Toit G, et al. (2015) Randomized trial of peanut consumption in infants at risk for peanut allergy. N Engl J Med 372:803-13.

Fleischer DM, et al. (2015) Consensus communication on early peanut introduction and the prevention of peanut allergy in high-risk infants. Allergy 70:1193-5.

Bunyavanich S, et al. (2014) Peanut, milk, and wheat intake during pregnancy is associated with reduced allergy and asthma in children. J Allergy Clin Immunol. 133:1373-82.

Murota H, et al. (2018) Sweat in the pathogenesis of atopic dermatitis. Allergol Int. 67:455-459.

Kim J, et al. (2016) Airborne formaldehyde causes skin barrier dysfunction in atopic dermatitis. Br J Dermatol. 175:357-63.

Koh HY, et al. (2019) Serum heavy metal levels are associated with asthma, allergic rhinitis, atopic dermatitis, allergic multimorbidity, and airflow obstruction. J Allergy Clin Immunol Pract. 7:2912-2915.

Kim J, et al. (2019) Prenatal exposure to lead and chromium is associated with IL-13 levels in umbilical cord blood and severity of atopic dermatitis: COCOA Study. Immune Netw. 19:e42.

Kim JH, et al. (2013) Association between prenatal exposure to cadmium and atopic dermatitis in infancy. J Korean Med Sci 28:516-521.

Shin J, et al. (2019) The association between mercury exposure and atopic dermatitis in early childhood: a Mothers and Children's Environmental

Health study. Epidemiology. 30:S3-S8.

Min KB, et al. (2015) Environmental lead exposure and increased risk for total and allergen-specific IgE in US adults. J Allergy Clin Immunol 135:275-277.

Warner JO. (2004) The early life origins of asthma and related allergic disorders. Arch Dis Child. 89:97-102.

Chang HY, et al. (2016) Prenatal maternal distress affects atopic dermatitis in offspring mediated by oxidative stress. J Allergy Clin Immunol. 138(2):468-475.

Yang HK, et al. (2016) The association between hypovitaminosis D and pediatric allergic diseases: A Korean nationwide population-based study. Allergy Asthma Proc. 37:64-9.

Davidson WF, et al. (2019) Report from the National Institute of Allergy and Infectious Diseases workshop on "Atopic dermatitis and the atopic march: Mechanisms and interventions". J Allergy Clin Immunol. 143:894-913.

Perkin MR, et al. (2021) Association of frequent moisturizer use in early infancy with the development of food allergy. J Allergy Clin Immunol. 147:967-976.

Theoharides TC. (2020) The impact of psychological stress on mast cells. Ann Allergy Asthma Immunol. 125:388-392.

Kim J, et al. (2013) The indoor level of house dust mite allergen is associated with severity of atopic dermatitis in children. J Korean Med Sci. 28:74-9.

Kim J, et al. (2013) Symptoms of atopic dermatitis are influenced by outdoor air pollution. J Allergy Clin Immunol. 132:495-8.

Kim YM, et al. (2018) The effects of particulate matter on atopic dermatitis symptoms are influenced by weather type: Application of spatial synoptic classification (SSC). Int J Hyg Environ Health. 221:823-829.

Kim YM, et al. (2017) Short-term effects of weather and air pollution on atopic dermatitis symptoms in children: A panel study in Korea. PLoS One. 12:e0175229.

Oh I, et al. (2018) Association between particulate matter concentration and symptoms of atopic dermatitis in children living in an industrial urban area of South Korea. Environ Res. 160:462-468.

Kim EH, et al. (2015) Indoor air pollution aggravates symptoms of atopic dermatitis in children. PLoS One. 10:e0119501.

Lee JH, et al. (2011) The clinical effects of hospitalization in a low pollutant room on atopic dermatitis. Asia Pac Allergy. 1:87-92.

Noh SR, et al. (2019) Spectrum of susceptibility to air quality and weather in individual children with atopic dermatitis. Pediatr Allergy Immunol. 30:179-187.

Pyrhönen K, et al. (2015) Dog and cat exposure and respective pet allergy in early childhood. Pediatr Allergy Immunol. 26:247-255.

Hesselmar B, et al. (2018) Pet-keeping in early life reduces the risk of allergy in a dose-dependent fashion. PLoS One. 13:e0208472.

Tran MM, et al. (2018) Predicting the atopic march: results from the Canadian healthy infant longitudinal development study. J Allergy Clin Immunol. 141:601-7.

Somanunt S, et al. (2017) The natural history of atopic dermatitis and its association with atopic march. Asian Pac J Allergy Immunol. 35:137-43.

Yang L, et al. (2020) Research progress in atopic march. Front Immunol. 11:1907.

Portnoy J, et al. (2012) Environmental assessment and exposure control: a practice parameter – furry animals. Ann Allergy Asthma Immunol. 108:223.

Lee E, et al. (2020) associated factors for asthma severity in Korean children: a Korean childhood asthma study. Allergy Asthma Immunol Res. 12:86-98.

Paller AS, et al. (2019) The atopic march and atopic multimorbidity: Many trajectories, many pathways. J Allergy Clin Immunol. 143:46-55.

Jung M, et al. (2021) Natural course and prognostic factors of immediate-type peanut allergy in children. Int Arch Allergy Immunol. 182:1072-1076.

Savage J, et al. (2016) The natural history of food allergy. J Allergy Clin Immunol Pract. 4:196-203.

Kim J, et al. (2011) The incidence and risk factors of immediate type food allergy during the first year of life in Korean infants: a birth cohort study. Pediatr Allergy Immunol 22:715-9.

Sicherer SH. (2001) Clinical implications of cross-reactive food allergens. J Allergy Clin Immunol 108:881-890.

Suárez AL, et al. (2012) Psychoneuroimmunology of psychological stress and atopic dermatitis: pathophysiologic and therapeutic updates. Acta Derm Venereol 92:7-15.

Roh JY. (2019) Updated treatment guideline of chronic spontaneous urticaria. J Korean Med Assoc. 62:37-46.

Yu J. (2014) Chronic urticaria in children. Allergy Asthma Respir Dis. 2:236-242.

Oh JW. (2006) Atopic dermatitis and food additives in childhood. J Korean Med Assoc. 49:533-541.

Jacobs JF, et al. (2011) Anaphylaxis from passive transfer of peanut allergen in a blood product. N Engl J Med. 364:1981-2.

Park MR, et al. (2013) Anaphylaxis to topically applied sodium fusidate. Allergy Asthma Immunol Res. 5:110-2.

Ahn HJ, et al. (2019) Cross-sectional study of psychiatric comorbidities in patients with atopic dermatitis and nonatopic eczema, urticaria, and psoriasis. Neuropsychiatr Dis Treat. 28:1469-1478.

Oh E. (2005) The effects of postpartum depression on the development of children. Korean J Pediatr 48:469-475.

권순재. 우리는 모두 가족이라는 병을 앓는다 -6. 산후우울증, 엄마와 아이가 함께 건강하도록. 정신의학신문. 2021-09-24. http://www.psychiatricnews.net/news/articleView.html?idxno=31824

식품안전정보원. 식품안전정책 조사 보고서 2016-08 해외 학교급식 관리제도 현황

안혜리. 단 12명 위해 공장 전체 멈췄다…이상한 분유회사, 이런 게 애국. 중앙일보. 2019-07-25. https://www.joongang.co.kr/article/23535006#home

2020년 유기농 식품 및 음료, 제빵 제품의 소매 판매 증가. 농식품수출정보. 2021-06-08. https://www.kati.net/board/exportNewsView.do?board_seq=93290&menu_dept2=35&menu_dept3=71

오현영. 무첨가, 우리를 건강하게 할까. 조선일보. 2016-04-29. https://www.chosun.com/site/data/html_dir/2016/04/27/2016042701472.html

최영하. 영유아·어린이용 더욱 '깐깐'하게. 장업신문. 2020-03-05. https://www.jangup.com/news/articleView.html?idxno=78184

김효선. 1500만 반려동물 인구 시대…관련 투자 상품도 등장. 조선일보. 2021-12-23. https://biz.chosun.com/stock/stock_general/2021/12/23/7WV6332N5NEQX

정다운. 실외 대기 오염보다 더 무서운 건 '실내 공기 질'. 매일경제. 2021-06-10. https:// www.mk.co.kr/opinion/columnists/view/2021/06/562896/

조덕현. 우유 알레르기 초등생, 카레먹고 뇌사 상태. 조선일보. 2013-04-10. https:// www.chosun.com/site/data/html_dir/2013/04/10/2013041002802.html

Retail sales of organic food & beverages rose 12.8% in 2020, with sales of organic flour and baked goods up 30%. https://www.foodnavigator-usa. com/Article/2021/05/25/Organic-sales-surge-as-consumers-look-for-healthy-options-to-eat-at-home-during-the-pandemic

매일유업 나눔활동. https://www.maeil.com/contribution/formula1.jsp

대한소아청소년과학회 (2021) 예방접종지침서 제 10판

보건복지부 · 한국영양학회 (2021) 2020 한국인 영양소 섭취기준 활용 연구

김지현 교수가 알려주는

아토피와 알레르기의 모든 것

1판 1쇄 발행   2022년 12월 14일
1판 2쇄 발행   2024년 7월 8일

지은이	김지현
발행처	수오서재
발행인	황은희, 장건태
책임편집	박세연
편집	최민화, 마선영
마케팅	황혜란, 안혜인
디자인	피포엘
제작	제이오
주소	경기도 파주시 돌곶이길 170-2 (10883)
등록	2018년 10월 4일(제406-2018-000114호)
전화	031)955-9790
팩스	031)946-9796
전자우편	info@suobooks.com
홈페이지	www.suobooks.com
ISBN	979-11-90382-90-8 03510 책값은 뒤표지에 있습니다.

도서출판 수오서재守吾書齋**는 내 마음의 중심을 지키는 책을 펴냅니다.**